健康脳

脳MRIから見えてきた認知症予防

渡邉啓太

マイナビ新書

はじめに

私は放射線科医として、ＣＴやＭＲＩ画像から病気を見つけ、病気を診断する仕事をしています。なかでも、脳や脊髄など脳神経の病気を診断することを専門としています。

日頃の仕事を通じて多くの患者さんの脳を診ていくなかで、**40歳や50歳にもかかわらず脳萎縮という脳が縮んだ状態が目立つ**方もいれば、**80歳や90歳でも脳萎縮が目立たない**方がいたりして、脳萎縮の個人差が大きいことに興味を持ち始めました。その後、私はＭＲＩを用いて脳萎縮を計測する研究、脳萎縮を予防するための研究にのめり込んできました。

脳萎縮は、以前は高齢になって進行が始まると考えられていたのですが、実は**20歳代あたりの若い頃から進行し始める**ことがわかってきました。

近年、認知症が将来的にも大きな社会問題となることが予想される中、その予防に向けて**コグニティブ・リザーブ（認知機能の準備）**という考えがあります。年老いてくると認知機能が次第に低下することがわかっていますが、**年老いても認知機能を良好に保っておくことで認知症にならない**、あるいは**認知症になったとしても進行を遅らせる**という考え方です。これと類似した言葉に**ブレイン・リザーブ（脳の準備）**という考えがあり、これは**年老いても若々しい脳を保っておくことで、認知症の予防と対策を行う**考え方です。

若い頃から進行していく脳萎縮を予防することはブレイン・リザーブの基本となります。また脳萎縮の予防やブレイン・リザーブについて知ることは、認知症の予防や年を重ねても聡明な状態を保つのに必要なネガティブな要素の排除だけでなく、自身の脳を強化する、子供の脳を健全に発達させるといったポジティブな要素にも繋がります。

しかし、どのようにして脳萎縮を予防するか、ブレイン・リザーブを行うかということについては、まだ情報が少なく、十分な指導を行える医師も数少ないと思います。私自身も十分な知識がなかったため、脳萎縮を中心に脳の健康に関する過去の研究の調査を行いました。７００本近くの論文をチェックして、その中でも皆さんに役立ちそうな２００本程度を厳選してまとめたのが本書です。

執筆中に出版された論文を含めできるだけ最新の情報まで調べ、脳の健康情報に関する肯定的な意見と否定的な意見をともに紹介しています。そのため一般的な健康本と異なり、明確な解答を記載できていない項目も少なくはありませんが、「まだよくわかっていない」あるいは「脳に良いかもしれない」という不確定であることを知ることも、取り組む健康方法の優先順位を決める上で大事な情報になります。

脳萎縮および認知症を予防する第一歩は「脳の健康に関する情報を知ること」だと私は考えています。本書を読むこと自体が脳萎縮や認知症の予防へと繋がるように意識して、調査した情報を網羅しました。ぜひご自身に合った脳の健康法を見つけ、実践してください。

なお、序章では脳の健康に関して解説します。脳萎縮と認知症予防の関係について深く理解していただくために少し難しい話をしていますので、第1〜6章で解説している、脳に影響を与える生活習慣や食事、運動、環境などの項日別の解説から先に読んでいただいてもかまいません。終章では、脳ＭＲＩを用いた認知症診断の試みや脳ＭＲＩ研究の限界と今後について解説しています。

健康脳　脳ＭＲＩから見えてきた認知症予防

目次

序章　脳科学の新常識～脳はどんどん変化する！

第3章　運動により脳は変化する！

第4章　脳に良い環境ってどんなところ？

第5章　学習・脳トレで脳を活性化させよう！

序章　脳科学の新常識～脳はどんどん変化する！

脳MRIを用いた大発見！

2000年以降、MRIを用いてヒトの脳を調べる研究が盛んに行われ、数多くの知見が発見されてきました。この中で大きな発見として、**20歳代以降は脳の容積が減少していく**（医学用語ではこれを「脳萎縮」と呼びます）、**成人になってもトレーニングを行うことで脳の容積が増加する**（この脳が変化する性質は「神経可塑性」と呼びます）ことの2つが挙げられます。

脳の萎縮は若い頃から進行していくのですが、萎縮を防ぐどころか、少なくとも短期的には萎縮を改善させることが現実的に可能です。

最初に脳の健康についての基礎知識となる、脳萎縮の進行と神経可塑性について解説します。この脳萎縮と神経可塑性について知ることが「健康脳」への第一歩と考えています。

脳の老化は20歳代から始まっている！

ＭＲＩの技術が発展し、病院でＭＲＩ検査が実際に行われるようになった後も、しばらくの間は脳萎縮がいつから始まるかということは解明されていませんでした。脳を専門とする医師の間でも、60歳あたりの高齢になって脳の萎縮が始まると考えていた人は少なくなかったと思います。

しかし、脳ＭＲＩを用いた研究が普及し、様々な年代の人の脳ＭＲＩデータを解析すると、**運動や知覚、思考などを司る灰白質は20歳代で最も容量が大きく、以後は年々小さくなっていく**、灰白質の萎縮が年々進行していくことがわかってきました。

1年間でどれほど小さくなるかというと、30～50歳代の人で0・3～0・4％、これが60～70歳代になると0・6～0・7％の容積減少・脳萎縮の進行が生じると考えられています[1]。さらに最近のデータでは、灰白質容積が最も大きい

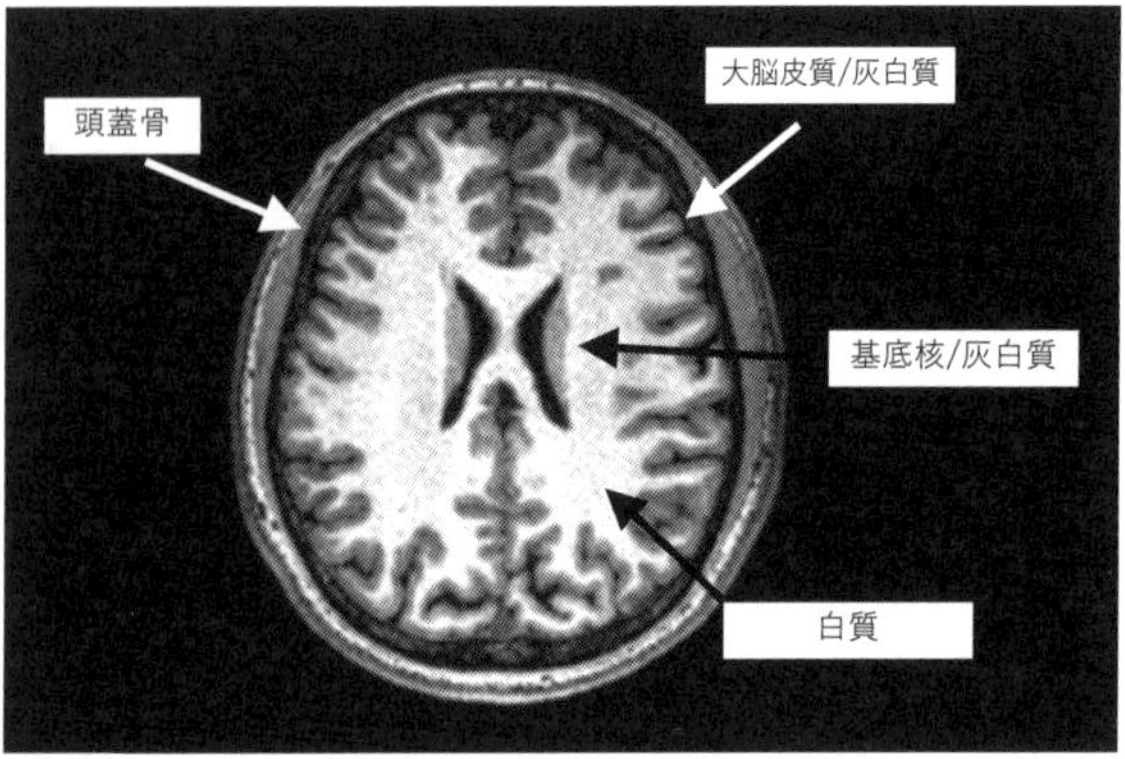

灰白質《かいはくしつ》と白質《はくしつ》について

これは頭部を水平方向に輪切りにしたMRI画像です。脳は神経細胞が集まった**灰白質**（濃い灰色の部位）、神経線維から形成される**白質**（白い部位）の２つの成分に分かれます。灰白質には大脳の表面にある**大脳皮質**や深部に存在する**基底核**などがあり、灰白質で情報の処理や運動の命令を出します。また、白質は命令の連絡路に相当します。

のは6歳頃とする研究も報告されています[2]。この**脳の萎縮が進行していくことを、脳MRI研究では、「脳の老化」と捉えています。**

実際にどれほど老化が進行するかを次ページ図で提示します。これは14歳から64歳の健康な約80人を対象としたデータで横軸が年齢、縦軸が脳萎縮の程度です。この脳萎縮の程度は、頭蓋骨内部の空間を灰白質が占拠している領域のパーセンテージ（灰白質／頭蓋内容積率）を用いています。近似直線を見ると、20歳では47％であったのが、60歳では37％に低下しています。60歳では20歳と比べて、灰白質が21％減少していることがわかります。

将来的に認知症を予防したい、高齢になっても聡明な状態を保ちたいと考えた時に何歳頃から脳の健康に取り組むのがベストなのかはわかっていないのですが、**20歳代以降の脳の萎縮をいかに抑えるかということは一つのポイント**になってきます。さらにいえば、より前の段階、つまり**脳が形成される未成年の時期にいかに脳を形成するかといったことまで大事**になってきます。

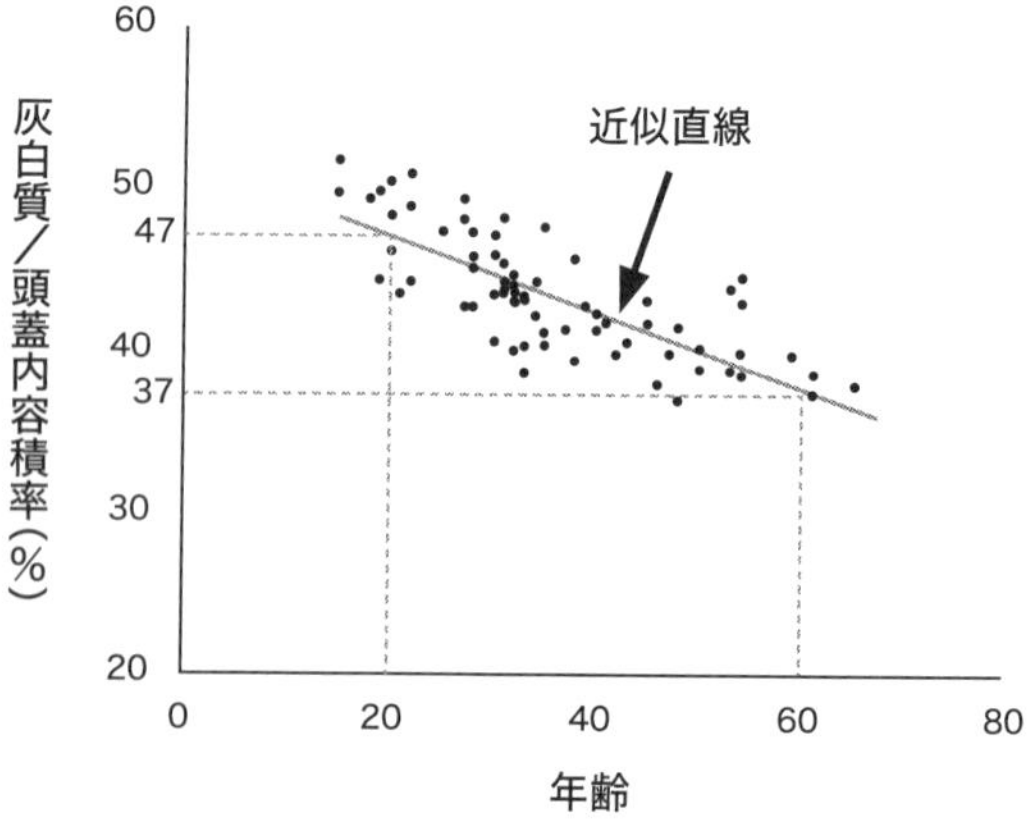

それでは、高齢になって脳の健康へ向けた取り組みを始めるのは意味がないかと言うと、そうではありません。**脳の萎縮は60～70歳代以降で加速度的に進行します。**つまり、**高齢になればなるほど、脳の萎縮を防ぐ頑張り時**だと言えるのです。

認知症の種類について

認知症というのは、**記憶や判断力などの認知機能が低下した状態の総称**です。さらに詳しく言うと**認知機能が2標準偏差以上落ちた状態、つまり数多くの人が集まった時に下位2・5％に入る状態**です。

認知症は大きく分けて、最も多いアルツハイマー型認知症を代表とする神経変性疾患による**変性認知症**、脳梗塞や脳出血により認知機能が低下した**血管性認知症、その他の認知症**に分類されます。

その他の認知症では、水頭症という頭の中に水が溜まる病気や慢性硬膜下血腫という頭の中に血が溜まる病気、甲状腺機能の低下などが原因となります。**脳萎縮を抑えることは、特に脳の神経細胞が死んでいく神経変性疾患による変性認知症への対策になります。**

脳の老化防止は可能か？

近年は、脳萎縮の様々なリスク因子が解明されてきています。高齢になることをはじめとして、飲酒や喫煙、肥満や糖尿病などの生活習慣病、ビタミンBなど特定の栄養素の不足、運動不足、ストレスや社会的孤立、大気汚染と様々な要素が脳萎縮のリスク因子になることがわかってきました。

MRIを用いた脳研究の面白い点は、実際にこれらのリスク因子を解消した時に脳がどのように変化したかを調査できることです。例えば、高齢者が有酸素運動を始める前と後に脳のMRI検査を行うことにより、運動による脳の変化を客観的に計測することが可能です。

このような運動による脳の変化は高齢者を対象に数多く研究が実施されており、結果は3～6ヶ月で脳の萎縮が予防されるどころか、前頭葉や側頭葉、海馬を主体に脳容積が増加する／脳萎縮が改善することが報告されています[3]。つまり、脳萎縮の程度から定義する**脳の老化は、少なくとも短期的には若返らせることが現実的に可能**です。

また、不老とまでは言いませんが、脳を長期間若々しく保つ方法が存在する可能性も示唆されています。例えば、**マインドフルネス瞑想の第一人者であるヨンゲ ミンギュル リンポチェ氏の脳をMRIで追跡したところ、27歳から41歳にかけて、MRIで定義した脳年齢上では老化がほぼ進行していない**ことが報告されています[4]。これは極端な例ではなく、実際に70歳であっても、脳MRIにおいて50歳と見間違えるような脳をお持ちの方は一定数存在します。

例として、45歳前後から80歳前後までの女性を対象に、灰白質容積と年齢の関係を示した散布図（次ページ図）を紹介します[5]。縦軸が灰白質容積を標準化した値で、0より大きいほど脳萎縮が抑えられている、マイナスになるほど脳萎縮が進行した状態になります。また、横軸が年齢となります。70歳でも50歳相当の脳委縮の人が一定数いることが見えてきます（丸で囲った人々です）。

専門的な話になりますが、縦軸の4からマイナス4と記載されている数字は、灰白質容積を頭蓋内容積で調整し、標準化した値になります。若い時は頭蓋内に脳実質が詰まっており、この頭蓋内容積と人生で最も大きい時点の灰白質容積は連動すると考えられています。

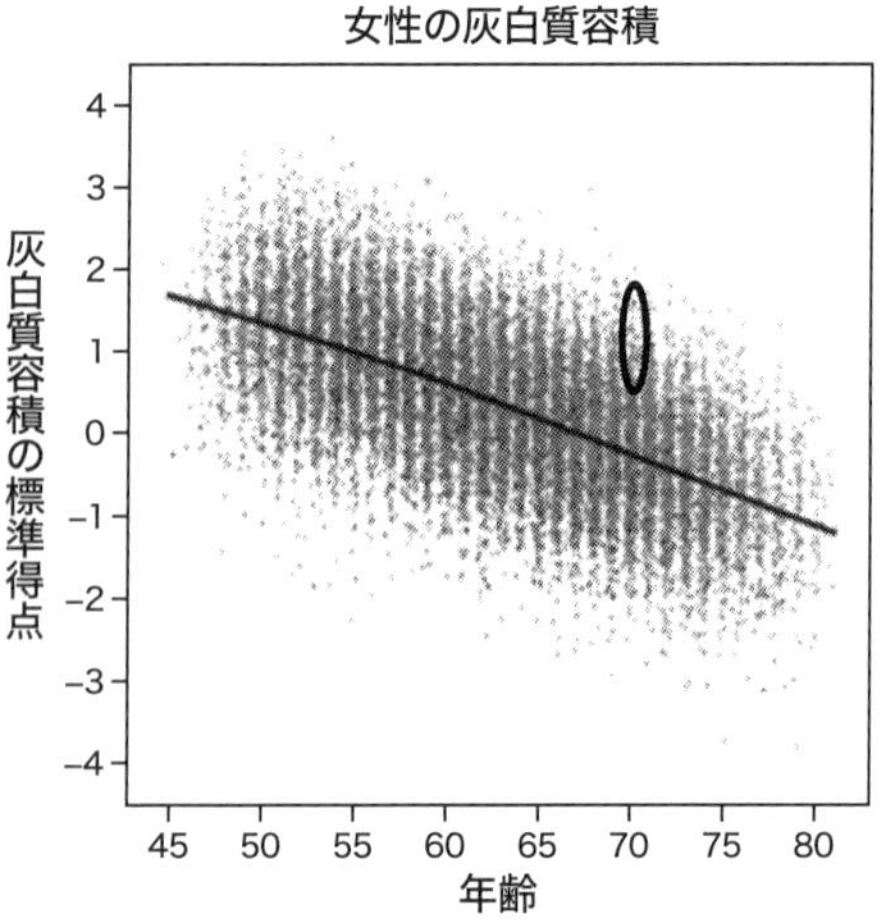

出典：Associations between alcohol consumption and gray and white matter volumes in the UK Biobank

　そのため、MRI撮像時点の灰白質容積を頭蓋内容積（最も大きい時点の灰白質容積を反映する値）で調整することにより、簡易な脳萎縮の指標として用いることが可能です。

　また、上図のように脳萎縮の程

度には個人差が大きいことがわかります。食事や運動など後天的な取り組みにより脳の萎縮が予防できるのかを知るには、この脳萎縮の個人差が後天的な取り組みによりどれだけ説明できるかを知る必要があります。後天的な取り組みは多岐にわたり、数値化が難しいため、このような場合は遺伝といった先天的な要素の影響を試算した研究が役立ちます。

この先天的な要素の影響については、双子の脳を調査し、遺伝子配列の差異が乏しい一卵性双生児とおおよそ半数の遺伝子配列が異なる二卵性双生児を比較する双生児研究にて遺伝率として試算されています。51歳から72歳の男性734人をおよそ10年間にわたって追跡調査した双生児研究では、脳MRIを用いて脳容積から計測する脳の老化の遺伝率は73％と試算され、先程の図における脳萎縮の程度の個人差は約4分の3が先天的な要因により説明できると考えられます[6]。

一方で、この遺伝率は脳部位により違いがあり、前頭葉全体の容積としては遺伝率が90〜95％と高いものの、認知症において大事と考えられる海馬は遺伝率が

40〜69％程度であることも報告されています[7]。

これらの結果から、**脳萎縮の個人差において先天的な影響は大きいのですが、海馬など特定の脳部位においては、後天的な取り組みによって、それなりに脳の萎縮を抑えることが可能**であると考えられます。

脳が変化する性質「神経可塑性」

脳MRIを利用して、人や動物の脳を調べることができるようになる以前、脳は簡単には変化しないと考えられていました。しかし、MRIを用いた研究が進むにつれて、新しく道を覚える、ジャグリングを学ぶ、テスト勉強をする、新しい色の概念を学ぶ、果てにはテレビゲームを始めるといった新しい取り組みを始めることで、光学顕微鏡や電子顕微鏡で見える神経細胞間のシナプスといったレベルではなく、**MRIで計測した脳容積というもっと大きなレベルで脳が変化す**

ることがわかってきました。

しかも長年かけて変化するのではなく、多くの研究は数ヶ月の期間での脳の変化を報告しており、私が知っている中で最も早い変化であれば、**2時間のトレーニングで脳が変化した**という報告があります[8]（詳細は第5章を参照してください）。例えば、**本書を読む前と読んだ後でも、脳には何らかの変化が生じると考えられます**。この脳が変化する性質は、学術的な用語では**神経可塑性**と呼ばれます。

脳MRI研究において、神経可塑性を調査した代表的な研究を2つご紹介します。1つ目はジャグリングのトレーニングを行い、ジャグリングを始める前とジャグリングができるようになった後、さらにその後に練習を行わずにジャグリングができなくなった時の脳を調べた研究になります[9]。この研究内で参加者がジャグリングのトレーニングを始めたところ、おおよそ3ヶ月で1分間のジャグリングができるようになっています。

この時点では、物体の速度と方向に関する情報処理を行う側頭葉の一部がトレーニング開始前と比較して増大していました。その後、練習を止めて3ヶ月経つと、多くの参加者はジャグリングができなくなり、この時点で脳を調査すると、脳の増大していた部位は元通りになっていたことが報告されています。

もう1つはロンドンのタクシー運転手における研究です。ロンドンの伝統的なタクシーであるブラックキャブを運転するには「The Knowledge of London」という試験を通過する必要があり、この試験は世界で最も難しい試験の一つと言われています。

この試験ではロンドン市内の道路や公共施設の位置など膨大な知識を暗記する必要があり、試験を通過するのに平均して4年間の期間を要します。この試験を通過したタクシー運転手の脳を調べたところ、タクシー運転手を長く続けているほど、記憶と関係する海馬のうち、尾部（海馬の後ろ部分）が大きく、頭部（海馬の前方の部分）は小さいということが報告されています[10]。

また、その後タクシー運転手を引退すると、大きくなっていた海馬尾部は小さく、小さくなっていた海馬頭部は大きくなり、海馬が元のバランスに戻ることが報告されています[10]。これらの研究を皮切りに、以後は楽器演奏やダンス、ゴルフ、学習など様々な取り組みを行うことで、脳が変化することが報告されてきています。

変化した脳は元に戻る？

先程紹介したジャグリングの研究とタクシー運転手の研究では、ジャグリングを止めた後およびタクシー運転手を辞めた後で、増大していた脳部位が元に戻ったことが報告されています。これらの変化は、鍛えた能力の衰えに応じて、脳も元に戻ったと考えられていました。

しかし、近年はトレーニングを続けていたとしても脳が元に戻っていく可能性も示唆されています。例えば、右利きの参加者に利き腕ではない手で曲線や文字を書く左手書きのトレーニングを7週間行い、その間に最大で18回のMRI検査を行ったところ、最初の4週間は両側の一次運動野が増大していたものの、その後の3週間では、左手書きのトレーニングを続け、さらに上達していたにもかかわらず、この脳の増大が元に戻ってきたことが報告されています[1]。

トレーニングにより特定の脳部位が増大したとしても、増大が永遠に続くことはなく、どこかで増大のピークを迎えるのは当然の話ですが、その後にピークを保ち続けるのではなく、脳細胞間での情報処理の効率化などを経て、脳のサイズは元に戻るという考え方です。一方で、長期間トレーニングを続けている人は対応する脳部位の容積が大きいことについて多数の報告があります。

このように変化した脳がその後どうなるかについては、未だ研究の最中で、数年から10年単位での経過はわかっていません。先程、高齢者が有酸素運動を始めた後、3〜6ヶ月で脳容積が増加する・脳萎縮が改善することを紹介しましたが、可能性としてはこれらの変化もあくまで一時的なものであり、長期的には意味がないということもあり得ます。

一方、脳ＭＲＩではなく認知機能を評価指標とした研究であれば、10年間の経過を追った報告があるので紹介します。この研究では、平均年齢74歳の高齢者およそ２８００人を対象に、３種類の脳トレグループと脳トレを行わないコントロール群に分けて、短期的な脳トレを行ったところ（60〜75分×10回）、トレーニング直後が最も認知機能が向上しており、次第に効果が薄れていったものの、10年後にまで効果が残っていたとされています（詳細は第5章を参照してください）[12]。

この結果は、**たとえ一時的なトレーニングであったとしても、脳に長期的な影響を及ぼす取り組みの存在を示唆**しています。このような研究報告もあり、脳容積の増加はたとえ一時的であったとしても、長期的な脳萎縮の予防に繋がると私自身は仮説を立てています。

知ることで健康になる！

ここまで、大人になっても新しい取り組みを始めることで脳が変化することを説明してきました。本書でなぜ最初に脳が変化することを説明したかというと、**脳が変化することを知ること自体が脳を健康にする一つの方法**になると考えているからです。

マインドセット研究に「Theory of Intelligence」と呼ばれる「頭の良さは生まれつき固定されているのではなく、後天的なトレーニングにより変化し、伸びていく」ことを思春期の子供が知ることで、勉強で難しい問題にもチャレンジするようにモチベーションが変わり、学校成績が伸びていくという研究結果があります[13]。この頭の良さは固定されておらず、勉強によっても変化することは、実際に脳MRIの研究においても勉強によって脳が変化することが報告されています。医学生のテスト勉強における脳の変化を調査した研究では、3ヶ月間のテスト勉強を行うことで、特定の脳部位が平均しておよそ2・5%増大したことが認められています[14]。

また別の研究では、健康に関する知識を得ることで、脳の活動が活性化し、健康的な行動が促されるということが報告されています[15]。これらのことから、脳の健康に関しても、脳が変わっていくことを知る、また脳の健康情報を知ることが、日頃のふとした時に脳に健康的な行動を自ら選ぶきっかけになり、脳を健康にする第一歩になると考えています。

1. Schippling, S., et al., Global and regional annual brain volume loss rates in physiological aging. J Neurol, 2017. 264(3): p. 520-528.
2. Bethlehem, R.A.I., et al., Brain charts for the human lifespan. Nature, 2022. 604(7906): p. 525-533.
3. Haeger, A., et al., Cerebral changes improved by physical activity during cognitive decline: A systematic review on MRI studies. Neuroimage Clin, 2019. 23: p. 101933.
4. Adluru, N., et al., BrainAGE and regional volumetric analysis of a Buddhist monk: a longitudinal MRI case study. Neurocase, 2020. 26(2): p. 79-90.
5. Daviet, R., et al., Associations between alcohol consumption and gray and white matter volumes in the UK Biobank. Nat Commun, 2022. 13(1): p. 1175.
6. Gillespie, N.A., et al., The Impact of Genes and Environment on Brain Ageing in Males Aged 51 to 72 Years. Front Aging Neurosci, 2022. 14: p. 831002.
7. Peper, J.S., et al., Genetic influences on human brain structure: a review of brain imaging studies in twins. Hum Brain Mapp, 2007. 28(6): p. 464-73.
8. Kwok, V., et al., Learning new color names produces rapid increase in gray matter in the intact adult human cortex. Proc Natl Acad Sci U S A, 2011. 108(16): p. 6686-8.
9. Draganski, B., et al., Neuroplasticity: changes in grey matter induced by training. Nature, 2004. 427(6972): p. 311-2.
10. Maguire, E.A., Woollett, K., and Spiers, H.J., London taxi drivers and bus drivers: a structural MRI and neuropsychological analysis. Hippocampus, 2006. 16(12): p. 1091-101.

11. Wenger, E., et al., Repeated Structural Imaging Reveals Nonlinear Progression of Experience-Dependent Volume Changes in Human Motor Cortex. Cereb Cortex, 2017. 27(5): p. 2911-2925.
12. Rebok, G.W., et al., Ten-year effects of the advanced cognitive training for independent and vital elderly cognitive training trial on cognition and everyday functioning in older adults. J Am Geriatr Soc, 2014. 62(1): p. 16-24.
13. Blackwell, L.S., Trzesniewski, K.H., and Dweck, C.S., Implicit theories of intelligence predict achievement across an adolescent transition: a longitudinal study and an intervention. Child Dev, 2007. 78(1): p. 246-63.
14. Draganski, B., et al., Temporal and spatial dynamics of brain structure changes during extensive learning. J Neurosci, 2006. 26(23): p. 6314-7.
15. Kang, Y., et al., Effects of self-transcendence on neural responses to persuasive messages and health behavior change. Proc Natl Acad Sci U S A, 2018. 115(40): p. 9974-9979.

第1章

やっぱり脳に悪かった！　生活習慣のアレコレ

脳MRIで脳に悪影響な生活習慣がわかってきた

MRIやPET（Positron Emission Tomography）など検査技術の発達に伴い、脳の萎縮の程度やアルツハイマー病と関係するアミロイドβの蓄積状況などを検査することができるようになり、脳に悪影響を及ぼす生活習慣がわかってきました。

例えば、**糖尿病や高血圧、肥満といった生活習慣病では脳が萎縮する**といったことがわかりました。病院や脳MRIドックなどで脳の萎縮が進行していることがわかれば、まずは生活習慣病の有無をチェックし、その改善に取り組むことが脳を健康にする第一歩になります。

また、ストレスにより脳が障害を受けるとする仮説が以前よりあったものの、実際に**ストレスの指標が高いほど、脳に障害が生じている**ことが報告されてきています。他にも、**睡眠と脳萎縮の関係**を調べた研究も進んできています。

認知症予防というと、脳トレを思い浮かべる方も多いと思いますが、まずは生活習慣病に罹らない、健康的な生活を送るということが脳を健康にする要となります。

糖尿病になる前段階から脳の萎縮は始まっている

糖尿病、高血圧などの生活習慣病では、血管の障害がおこり、動脈硬化という状態が進行します。その結果、脳梗塞や脳出血など脳血管と関連した病気の発症リスクが高まります。

そのため、生活習慣病は脳梗塞や脳出血により認知機能が低下する血管性認知症のリスク要因であることが知られていたものの、近年は**糖尿病をはじめとした生活習慣病がアルツハイマー型認知症のリスクにもなる**ことがわかってきました。

例えば、オランダのロッテルダム周辺の一般住民において疾患の発症とその要因を長期に追跡している Rotterdam study では、糖尿病の罹患によりアルツハイマー型認知症のリスクが2倍となることが報告されています[1]。

また、福岡県久山町の地域住民を対象に、60年以上の疫学調査を行っている久山町研究ではアルツハイマー型認知症のリスクが2〜4倍となることが報告され、さらに食後2時間後の血糖値や空腹時の血中インスリンといった糖代謝の指標がアルツハイマー型認知症の原因の一つである脳の老人斑と関係することが報告されています[2]。

そして、**糖尿病では認知症を患っていなくとも、認知機能自体が既に低下している**こともわかってきました。糖尿病患者3351人の脳機能を調べた研究では、実行機能や処理速度、言語記憶、視覚記憶、注意力など様々な脳機能が低下していることが報告されています[3]。

この研究では、**糖尿病において認知機能が0・5標準偏差、下位34%に入る程度の認知機能低下が生じている**ことを報告しています（左ページ図）。

糖尿病における認知機能低下

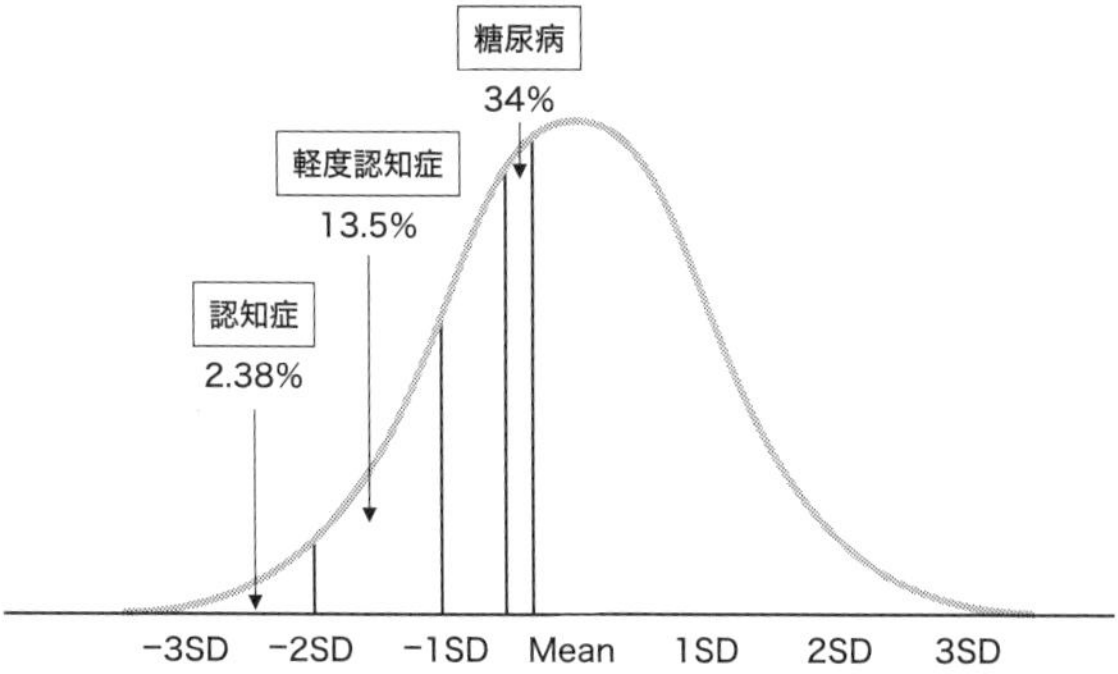

※ SD = 標準偏差

この程度の認知機能の低下は、一般的な認知症の検査では捉えることが難しく、すぐに日常生活に影響を与えるほどではないものの、脳の健康増進を目指す上で、糖尿病に気をつけることはとても大事です。

糖尿病患者を対象とした脳ＭＲＩの研究では認知機能に特に大事とされる海馬をはじめ、前頭葉や帯状回など様々な場所が不均一に脳萎縮することが報告されています[4、5]。

また、「境界型糖尿病」という、糖尿病の診断基準には当てはまらない糖尿病の前段階があります。私が解析に携わっている高齢者研究では、糖尿病になる前段階ですら、脳の萎縮が進行していることがわかりました。これらのことから言えるのは、糖尿病にならなければ良いという話ではなく、**「血糖値が少し高い」という状態にならないように気をつけることが大事**だということです。

高血圧患者にも全脳容積の萎縮や海馬の萎縮を認め、萎縮の程度と血圧の相関関係（血圧が高いほど、脳萎縮が強い）が見られることが報告されています[6]。

私が解析した脳MRIドック受診者1800人の解析においても、やはり血圧と脳萎縮の程度を反映した脳の健康指標とに相関関係を認めました[7]。このデータの特徴としては健康な人が多く含まれ、高血圧の診断基準に当てはまらない範囲内でも、血圧が高いほど脳の健康指標が低下していました。血圧にしても、高血圧に当てはまらなければ良いということではなく、正常高値（血圧が少し高めの状態）にならないように注意することが大事です。

このように糖尿病や高血圧は、たとえ脳梗塞や脳出血が生じていなくとも、脳に悪影響を与えることがわかってきています。また、これらの生活習慣病では、脳萎縮の進行が早まっているのですが、高血圧患者において治療を行い、血圧を管理することで、脳萎縮の進行を抑えることができる可能性が示唆されています[8]。

治療によって、生活習慣病で障害された脳萎縮が改善されるかまではわかっていないのですが、例えば脳萎縮の原因となる喫煙では、禁煙を行うことで緩やかながら喫煙によって生じた脳萎縮の改善が期待できることが統計学的に計算されています[9]。神経可塑性のことを考慮すると、生活習慣病により進行した脳萎縮も、適切な治療によって緩やかに改善する可能性は十分あり得ます。

一方で、**高コレステロール血症に関しては、なぜか糖尿病や高血圧ほどの脳萎縮の原因とならない**ようです。通常の健康診断や病院では計測しないコレステロールを構成する成分の一部が脳萎縮と関係したという報告はあるのですが[10]、糖尿病や高血圧と比べると高コレステロール血症と脳萎縮に関係があるとする研究報告が少なく、私が解析した脳ＭＲＩドック受診者のデータにおいても、総コレステロールや善玉・悪玉コレステロールと脳の健康指標に有意な関係は認めませんでした。脳の健康維持・増進にはコレステロールよりも血糖値や血圧を気にする必要があるようです。

健康脳には糖尿病や高血圧になる前から血糖値・血圧への注意が必要

年齢によって変化する肥満と脳の関係

脳萎縮と密接に関係する要素の一つにＢＭＩ（Body mass index／肥満度）があり、**肥満であるほど、脳が萎縮する**ことが報告されています。近年はＵＫバイオバンクというイギリスの大規模バイオバンク研究からも肥満と脳萎縮の関係が報告され、尾状核や淡蒼球といった基底核を含め、脳の様々な部位が萎縮することがわかりました[11、12]。

肥満で脳が萎縮する仕組みはよくわかっていませんが、脂肪細胞が炎症性サイトカインのバランスを崩し、慢性炎症が生じるためなどと考えられています。私が行った研究では、平均年齢62歳（27〜95歳の幅広い年齢層）の脳MRIドック受診者1800人において、**血糖値や血圧よりもBMIが高いことが脳の萎縮により強く影響する**ことがわかりました[7]。このことから、脳の健康において肥満は最も気をつけるべき要素の一つと考えています。

一方で、私が解析に携わっている64歳から80歳の高齢者に限定した平均年齢69歳の高齢者研究では、脳萎縮とBMIの有意な関係性は認めませんでした。肥満と脳萎縮の関係性は年齢によって異なり、**中高年までであれば肥満と脳萎縮が強く関係するのですが、高齢者に限定すると肥満と脳萎縮の関係が乏しくなる**と考えています。

認知症の研究では、50歳以上の人を対象とした平均11年間の追跡研究において、研究参加時点の肥満がその後の認知症発症のリスクとなることが報告されています[13]。

一方で、**70歳代を中心とした研究では、肥満が認知症の予防因子となり得る可能性**も報告されています[14]。この研究では、痩せた人（BMI18・5未満）は除外して、健常者（BMI：18・5〜24・9）、体重過多（BMI：25・0〜29・9）、肥満（BMI：30以上）の3群に分けて解析しているのですが、**肥満や体重過多の人は加齢による認知機能の低下が起こりにくく、アルツハイマー型認知症になりにくい**ことが報告されています。また、**海馬も肥満の人のほうが健常者よりも大きい**結果が出ており、若い人を含む研究とは真逆の結果です。

このように、肥満と健康脳の関係は年齢により変わるようですが、少なくとも高齢者になる前は肥満に気をつける必要があります。また、高齢者では痩せないようにしっかりと体重を保つことが大事です。

もちろん若年者においても、痩せすぎには注意が必要です。俗に**拒食症と言わ**

れる神経性食欲不振症では、極度の脳萎縮が生じます。本書で述べている脳萎縮は、脳画像をコンピュータで解析して脳容積を計測した結果なのですが、この神経性食欲不振症ではコンピュータ解析を行うまでもないほど、目で見てすぐにわかる脳萎縮が生じることがあります。

肥満を解消することによる脳萎縮の改善については、研究により結果が分かれます。肥満の人が8％以上の減量を行い、8週間後と22ヶ月後の経過を追った研究では、残念ながら脳容積に変化がなかったことが報告されています[15]。

しかし、別の研究では重度の肥満の人が減量を行った場合に灰白質と白質の容積が増加する可能性が示唆されています[16]。十分な知見が集まっておらず、今後の研究解明が必要な領域になります。他には、ライザップのような短期集中ダイエットで脳がどのように変わるかも知りたいところです。

また、肥満の場合は体重が落ちなくとも、運動が脳の健康に大事と考えられます。ラットの動物実験では、運動で肥満による認知機能の低下や脳障害を防げることが報告されています[17]。肥満の人は、ぜひ積極的に運動に取り組んでください。

中高年は肥満が脳に悪影響あり！　高齢者は逆に痩せすぎに注意

重要性が再認識されている睡眠

睡眠が健康において大事であることは当然ですが、近年は睡眠と脳萎縮や認知症の発症、死亡率との関係についての研究が発表され、睡眠の重要性が再認識されています。

睡眠時間が短いことの悪影響を示す研究の一つとして、およそ8000人の25年間の追跡研究で、**50歳代や60歳代において7時間睡眠よりも短い睡眠を続けている人たちはアルツハイマー型認知症のリスクが30％上昇する**ことが報告されています[18]。反対に睡眠時間が長いことの悪影響を示す論文もあります。日本で行われた10万人を対象とした20年以上の追跡調査で、**睡眠時間が7時間のグループと比べて、10時間のグループでは死亡率が高い**ことが報告されています[19]。

このことから、睡眠は長すぎず、短すぎずというのが基本になります。しかしながら、先程の日本における研究では女性において睡眠時間が5時間や6時間の短時間睡眠のグループが、死亡率が少し低い結果となっています（統計学的に有意でないのですが、短時間睡眠の女性が長生きする傾向が見られています）。睡眠に関してはこのように大規模な疫学研究が実施されていますが、個人個人に最適な睡眠時間を導き出すのは未だ難しい状況です。

この原因の一つに睡眠は年齢によって必要な時間が異なることが挙げられます。通常、加齢により睡眠時間が短くなる上に、「徐波睡眠」という深い眠りの時間が20歳代では睡眠時間の20％を占めるのに対して、70歳代では10％未満と半分になります。

さらに、住む場所や人種によっても必要な睡眠時間が異なる可能性があります。日本の平均睡眠時間は7時間22分で、アメリカの8時間47分と1時間以上の差があり、日本は先進国の中で睡眠時間が一番短いと言われています（日本でも1960年は平均睡眠時間が1時間以上長く、時代によっても変化しています）。

このような中で、脳MRI研究では、**主観的な睡眠の質が脳萎縮の予防に大事なことが示唆されています**。この主観的な睡眠の質で用いられている評価方法は、過去1ヶ月間の自分の睡眠の質が良かったか悪かったかを4段階で答えるといった評価項目から形成され、睡眠時間が4〜5時間でも自分自身が睡眠の質が良いと考えていれば高得点になる方法です。

ライフブレインと名付けられたヨーロッパ圏における大規模研究では、**主観的な睡眠の質が高いほど、海馬が大きく**[20]、**加齢による脳の萎縮が少ない**[21]ことが報告されています。一方、この研究では睡眠時間と海馬容積に有意な関連性を認めていませんでした。つまり、何時間眠ったかよりも自身の睡眠に満足できているかが脳に大事であることを示唆しています。

個人や年齢によって、必要な睡眠時間が異なってくることを考えると、脳の健康には満足できる睡眠を目標として睡眠改善に取り組むと良いようです。睡眠改善は必ずしも容易ではありませんが、睡眠に対する行動療法（朝日を浴びる、寝る数時間前からカフェインやアルコールを取らない、眠くなるまでベッドに入らず、かつ毎朝同じ時間に起きるなど）の有用性を示す研究も多く、睡眠改善に取り組みたい方は睡眠習慣を解説している他の書籍もチェックしてみてください。

話は変わりますが、子供に関する脳ＭＲＩの研究では、睡眠障害がある場合には前頭前野の脳容積が減少していることや[22]、睡眠時間が長いほど海馬が大きいことが報告されており[23]、睡眠が脳の形成に大事なことが示されています。子育て世代の方は子供の睡眠にもぜひ気をつけてください。

時間ではなく、睡眠の質に満足できているかが大事

ストレスによる脳の変形

この20年ほどで、ストレスによって様々な脳部位が障害されることがMRI研究によってわかってきました。人はストレス下において、体内でコルチゾールという内分泌物質が産生されます。このコルチゾールにはストレスに対抗する作用があり、栄養を高めるための脂肪組織の分解や、炎症を抑える作用があります。

このようにコルチゾールは生存に必要な良い物質と考えられていたのですが、逆に脳においては炎症が引き起こされ、特に**コルチゾールの受容体が豊富な海馬や前頭前野の脳細胞が障害されることが次第にわかってきました。**人には血液内の悪い物質が脳に入らないように blood-brain barrier（血液脳関門）というバリア機構があるのですが、コルチゾールはこのバリアを通り抜ける性質を持っています。他にも、コルチゾールにより腸管の透過性が高まり、腸内細菌が産生した毒素が血管内に入り込むため、脳が障害されるということも言われています。

私の代表的な研究では、発症にストレスが関係するうつ病において、ストレスの指標となる早朝のコルチゾール値が高いほど、海馬が変形している[24]、脳内の情報を伝達する白質線維が障害されている[25]ことを報告しています。健常な人では、血中コルチゾールが高くなるとネガティブ・フィードバックという調節機構が働き、血中コルチゾールの上昇が抑えられます。一方、うつ病ではこの調整機構が上手く働かずに、コルチゾール値が高くなりすぎると言われています（うつ病は多様性に富み、正確にはこのコルチゾールの調整機構が破綻している場合と破綻していない場合があります）。**うつ病で生じる脳障害の原因の一つがコルチゾールの上昇**であることを、脳ＭＲＩで示した研究になります。うつ病を対象とした研究は、コルチゾールの調整機構が破綻した病態における研究のため、一定以上はコルチゾール値が上昇しない健常者には必ずしも当てはまらないのですが、**健常者においても慢性ストレスなどでコルチゾールが上昇している場合は海馬の容積減少など脳が障害される**ことが報告されています[26、27]。

このようなストレスによる脳障害を避けるためには、慢性的なストレスに対応する必要があります。ストレスに対応する方法は色々と提唱されていますが、運動や笑い、瞑想などがあります。運動の研究では、**ウォーキングやランニングはストレスによる海馬の障害を防ぐ作用がある**ことが示唆されています[28]。また、**笑えるビデオを見ると、コルチゾールが低下する**ことが言われています[29]。

他には、**自然を感じる、孤独を避けて家族やペットと触れ合う、深呼吸などリラックスすることもストレス対策に有用**と考えられています。脳の健康増進に役立つと考えられているマインドフルネス瞑想を用いたストレス低減法も提唱されており、第6章のマインドフルネス瞑想の項目も参考にしてください。

日々のストレスを見過ごさずに、対策を！

1. Ott, A., et al., Diabetes mellitus and the risk of dementia: The Rotterdam Study. Neurology, 1999. 53(9): p. 1937-42.
2. Matsuzaki, T., et al., Insulin resistance is associated with the PAthology of Alzheimer disease: the Hisayama study. Neurology, 2010. 75(9): p. 764-70.
3. Palta, P., et al., Magnitude of cognitive dysfunction in adults with type 2 diabetes: a meta-analysis of six cognitive domains and the most frequently reported neuropsychological tests within domains. J Int Neuropsychol Soc, 2014. 20(3): p. 278-91.
4. Roberts, R.O., et al., Association of type 2 diabetes with brain atrophy and cognitive impairment. Neurology, 2014. 82(13): p. 1132-41.
5. Moran, C., et al., Brain atrophy in type 2 diabetes: regional distribution and influence on cognition. Diabetes Care, 2013. 36(12): p. 4036-42.
6. Wiseman, R.M., et al., Hippocampal atrophy, whole brain volume, and white matter lesions in older hypertensive subjects. Neurology, 2004. 63(10): p. 1892-7.
7. Watanabe, K., et al., Effects of Obesity, Blood Pressure, and Blood Metabolic Biomarkers on Grey Matter Brain Healthcare Quotient: A Large Cohort Study of a Magnetic Resonance Imaging Brain Screening System in Japan. J Clin Med, 2022. 11(11).
8. Firbank, M.J., et al., Brain atrophy and white matter hyperintensity change in older adults and relationship to blood pressure. Brain atrophy, WMH change and blood pressure. J Neurol, 2007. 254(6): p. 713-21.
9. Karama, S., et al., Cigarette smoking and thinning of the brain's cortex. Mol Psychiatry,

2015. 20(6): p. 778-85.
10. de Leeuw, F.A., et al., Circulating metabolites are associated with brain atrophy and white matter hyperintensities. Alzheimers Dement, 2021. 17(2): p. 205-214.
11. Dekkers, I.A., Jansen, P.R., and Lamb, H.J., Obesity, Brain Volume, and White Matter Microstructure at MRI: A Cross-sectional UK Biobank Study. Radiology, 2019. 291(3): p. 763-771.
12. Hamer, M. and Batty, G.D., Association of body mass index and waist-to-hip ratio with brain structure: UK Biobank study. Neurology, 2019. 92(6): p. e594-e600.
13. Ma, Y., et al., Higher risk of dementia in English older individuals who are overweight or obese. Int J Epidemiol, 2020. 49(4): p. 1353-1365.
14. Sun, Z., et al., Late-life obesity is a protective factor for prodromal Alzheimer's disease: a longitudinal study. Aging (Albany NY), 2020. 12(2): p. 2005-2017.
15. Drummen, M., et al., Reductions in body weight and insulin resistance are not associated with changes in grey matter volume or cortical thickness during the PREVIEW study. J Neurol Sci, 2019. 403: p. 106-111.
16. Bohon, C. and Geliebter, A., Change in brain volume and cortical thickness after behavioral and surgical weight loss intervention. Neuroimage Clin, 2019. 21: p. 101640.
17. Graham, L.C., et al., Exercise prevents obesity-induced cognitive decline and white matter damage in mice. Neurobiol Aging, 2019. 80: p. 154-172.
18. Sabia, S., et al., Association of sleep duration in middle and old age with incidence of

dementia. Nat Commun, 2021. 12(1): p. 2289.
19. Svensson, T., et al., The Association Between Habitual Sleep Duration and Mortality According to Sex and Age: The Japan Public Health Center-based Prospective Study. J Epidemiol, 2021. 31(2): p. 109-118.
20. Fjell, A.M., et al., Self-reported sleep relates to hippocampal atrophy across the adult lifespan: results from the Lifebrain consortium. Sleep, 2020. 43(5).
21. Fjell, A.M., et al., Poor Self-Reported Sleep is Related to Regional Cortical Thinning in Aging but not Memory Decline-Results From the Lifebrain Consortium. Cereb Cortex, 2021. 31(4): p. 1953-1969.
22. Kocevska, D., et al., The Developmental Course of Sleep Disturbances Across Childhood Relates to Brain Morphology at Age 7: The Generation R Study. Sleep, 2017. 40(1).
23. Taki, Y., et al., Sleep duration during weekdays affects hippocampal gray matter volume in healthy children. Neuroimage, 2012. 60(1): p. 471-5.
24. Watanabe, R., et al., Relationship between the hippocampal shape abnormality and serum cortisol levels in first-episode and drug-naïve major depressive disorder patients. Depress Anxiety, 2017. 34(5): p. 401-409.
25. Liu, X., et al., Relationship between white matter integrity and serum cortisol levels in drug-naive Patients with major depressive disorder: diffusion tensor imaging study using tract-based spatial statistics. Br J Psychiatry, 2016. 208(6): p. 585-90.
26. Lupien, S.J., et al., The effects of chronic stress on the human brain: From neurotoxicity,

to vulnerability, to opportunity. Front Neuroendocrinol, 2018. 49: p. 91-105.
27. Sudheimer, K.D., et al., Cortisol, cytokines, and hippocampal volume interactions in the elderly. Front Aging Neurosci, 2014. 6: p. 153.
28. Head, D., Singh, T., and Bugg, J.M., The moderating role of exercise on stress-related effects on the hippocampus and memory in later adulthood. Neuropsychology, 2012. 26(2): p. 133-43.
29. Berk, L.S., et al., Neuroendocrine and stress hormone changes during mirthful laughter. Am J Med Sci, 1989. 298(6): p. 390-6.

第2章

ちまたでウワサの食べ物・食べ方の正解・不正解

健康脳になるための食事とは？

今現在、アルツハイマー型認知症のリスクを下げるのに効果的と考えられている要因の一つに食事があります[1]。食事や栄養素については、数多くの研究がある一方で、研究面での限界も存在します。

食事内容をどのように評価するか、食事タイミングをどのように評価するか、参加者の栄養状態や食事以外の要素（基礎疾患や運動習慣の有無など）をどのように調整するか、といった難しい問題です。例えば、本章ではカロリーを30％削減した研究を紹介していますが、3食均一にカロリーを30％減らしたのか、間食をなくすことでカロリーを30％下げたのか、朝食を抜くことで全体として30％減らしたのかなど様々なパターンが考えられ、こういった数多くの要素を調整することは簡単ではありません。

また、本章ではお酒を飲まない人と少量～適量の飲酒を行う人の比較を紹介しています。お酒を飲まない人と飲む人では、アルコール摂取の有無以外にビールに合う食事やおつまみなど食生活自体が異なる可能性もありますが、こういった食事内容の違いなども数値化して解析を行うことが難しいです。

今回紹介する研究の結果では、**従来は脳に良いと考えられていた要素を生活に取り入れても、脳に統計的に有意な効果は見られなかった研究が多い**です。だからといって、必ずしも効果がなかったのではなく、食事研究の限界のためかもしれません。

脳萎縮や認知機能の低下を予防する食習慣

地中海食は、果物、野菜、豆類が主体で、適量の肉と魚、オリーブ油、少量の乳製品を摂取するバランスの良い食事です。この地中海食は様々な面で健康に良いと考えられており、認知機能低下の予防効果[2]以外にも、心血管疾患やうつ病[3]のリスク軽減などが報告されています。また、脳MRI研究においても、脳全体の萎縮予防[4、5]や海馬の萎縮予防[6]の効果が期待されています。

地中海食は食事パターンの中で最もよく研究されているものの一つであり、良好な結果が多数報告されています。ただ、必ずしも全ての研究で良い結果が出ているわけではなく、中には認知症や認知機能との関連性を認めなかった研究も複数あり、2015年までの研究のまとめでは因果関係までは言及できないと注意喚起しているシステマティックレビュー（質の高い研究を一定の基準および方法で取りまとめた総説で、信頼性の高い結果がわかります）もあります[7]。

これは、**認知機能と地中海食との関係は認めたのですが、地中海食を食べているから認知機能が高いのか、認知機能が高いから地中海食のような健康的な食事を選択しているのか、まではわからない**ということです。この問題を解決するためにはランダム化比較試験という研究を行う必要があります。

ランダム化比較試験は参加者を集めた後、①地中海食を始めるグループ、②通常の食事を続けるグループにランダムに割り振り、地中海食を始めることによる効果を確認する研究手法になります。地中海食に関する2022年のシステマティックレビューでは、過去のランダム化比較試験を統合したところ（設定した基準に当てはまる研究は2つだけでしたが……）、地中海食を摂取することで認知機能のうちワーキングメモリ（何らかの課題遂行中に情報を一時的に保存する認知機能で、複数の作業を同時進行させることに関わります）、エピソード記憶は向上したが、注意力は低下したと報告されています[8]。

地中海食を始めることが認知機能に良いのか悪いのか判断に悩ましい結果ですが、研究者目線で見ると、研究内で参加者の食事パターンを変える（地中海食を始める）という研究手法はとても難しいです。例えば、日本食の効果を調べる研究に参加したとして、「明日から食事はできるだけ日本食を食べてください」と指示されても、指示を長期間守れる人は必ずしも多くありません。食事パターンの研究にはこのような難しさがある点も、明瞭な結果が出ていない一つの原因と考えています。日本食に関しては、久山町研究にて大豆、緑黄色野菜、淡色野菜、藻類、乳製品の摂取量が多く、米の摂取量が少ない食事パターンが認知症の予防に繋がると報告されています。

近年注目されている脳に良い食事として、MIND食という地中海食と高血圧改善用の食事を組み合わせた食事も提案されています。MIND食に関する研究では、スウェーデンにおける2223人の6年間の追跡研究[9]やアメリカにおける960人を対象とした5年間の追跡研究[10]では加齢に伴う認知機能低下を軽減する効果が報告されているのですが、同じくアメリカで1万6058人の高齢女性を対象とした13年間の追跡研究では認知機能低下を軽減する効果は確認できなかったとする報告があり[11]、結果が割れています。

まとめとして、研究によっては有効性が十分でないとする研究結果も存在していますが、**地中海食やMIND食は脳への健康効果が期待**されます。ただ、新しく地中海食やMIND食を始めることによる脳への健康効果は不明な点も残っています。非健康的な食事を続けている人が、健康的な食事に変えた場合はさすがに効果を期待したいですが、ある程度健康的な食事の人が食事習慣を変えた場合に期待できる効果はもしかすると少ないかもしれません。

また、日本人にとって気になる、日本食と地中海食のどちらが脳に良いかということは解明されていません。日本食と地中海食の良いとこ取りの作戦で、**大豆類を多く摂取する、野菜を多く摂取する、時には地中海食を参考に新鮮な果物やナッツ類やオリーブオイルを取り入れる**といった方法は考えられます。

一方で、日本人を対象に２年間の経過を追った研究では、「食事の多様性」が海馬の萎縮予防に有効とする結果が報告されています[12]。ＭＩＮＤ食など特定の食事ルールを厳密に守ることは、食事の多様性を減らすリスクも含んでいるため、ルールを厳しくし過ぎないことも必要かもしれません。

地中海食は脳への健康効果が期待できるが、効果は研究の道半ば

脳に良いとされるDHAの効果

脳に良いとされる様々な栄養素が知られていますが、数多く研究されているのが、ドコサヘキサエン酸（DHA）とエイコサペンタエン酸（EPA）です。これらは魚や植物由来の脂肪に多く含まれる不飽和脂肪酸の一つで、多くの脂肪酸を含有する脳にとって、発達や老化防止に役立つと考えられています。認知症だけでなく[13]、うつ病[14]や心血管病[15]にも有効性が期待されています。

MRIを用いた研究では、**魚類の摂取が多い、または血中の不飽和脂肪酸が多いことが、脳の全体や海馬などの容積の大きさと関連する**ことが報告されています[16~18]。65~80歳女性の血中DHAおよびEPA濃度を計測し、8年後の海馬容積を計測した研究では、血中のDHA／EPA濃度が高いほど、海馬が大きかったことが報告され、DHA／EPAによる加齢に伴う脳萎縮の予防効果が期待されています。

今回紹介した以外にもDHA／EPAと脳容積の大きさの関連を示す研究は多数ありますが、一方で、ランダム化比較試験において軽度認知障害やアルツハイマー型認知症患者402人を、DHAのサプリメントを摂取するグループと、有効成分が入っていないサプリ（研究では「プラセボ」と呼ばれます）を摂取するグループに分けて、18ヶ月間の経過を追ったところ、**DHAのサプリメントによる認知機能低下の予防効果や全脳や海馬の萎縮予防効果は認められませんでした**[19]。

また、別のランダム化比較試験では加齢黄斑変性という目の病気の患者3501人を4つのグループ、①DHA／EPAサプリメント、②ルテインサプリメント（緑黄色野菜に含まれる色素で、目や脳の健康に大事と考えられています）、③DHA／EPAとルテインサプリメントの両方、④有効成分が入っていないサプリメント（プラセボ）に分けて、1年間の認知機能の変化を調査した研究においても、DHA／EPAサプリメント、ルテインサプリメントの認知機能への良好な効果は認められなかったことが報告されています[20]。

これらのランダム化比較試験は研究結果の信頼性の高い手法で、DHAを摂取することで脳に良い効果が得られるかを確認できると考えられています。一方で、DHA1000人から2000人規模の高齢者を対象としたランダム化比較試験では、DHAサプリメントが認知機能の維持に有用であったとする報告[21、22]や脳機能画像の研究において脳を活性化させた[23]という報告もありますが、現状ではDHAの摂取を積極的に始めることによる認知機能への有効性は十分にわかっていません。

これらのランダム化比較試験の結果から考えたいのは、DHAといった脳への有効性が大いに期待され、いくつもの科学的検証が行われている栄養素ですら、サプリメントの摂取のみで、（少なくとも）短期間での劇的な効果は認めないようだということです。**脳の健康増進を目的とした場合、特定のサプリメントや栄養素を摂取するだけでは不十分な可能性が高く、運動や生活習慣などいくつかの要素をあわせて取り組む必要がある**と考えています。

脳の必須栄養素のＤＨＡでさえ、サプリメント単独での認知症予防効果は不透明

ビタミンＢによる脳の老化軽減

ビタミンも脳との関係が多く研究されている要素の一つです。ビタミンＢ、Ｄ、Ｅなどが研究され、欠乏状態は脳に悪影響を及ぼします。特に、**ビタミンB_1の欠乏ではウェルニッケ脳症といわれる脳の障害を引き起こし、意識障害やふらつき、眼球の動きが悪くなるといった症状が生じます。**

時には脳ＭＲＩではっきりとわかるほど信号変化（脳画像の色合いの変化）が見られる場合があり、ＭＲＩを手がかりにウェルニッケ脳症が判明するケースも少なくありません。治療はビタミンB_1の大量投与で、１日に１００㎎またはそ

れ以上を投与します（成人の1日の推奨摂取量がおおよそ1㎎なので、100倍以上の量になります）。早期に治療を開始できれば、症状の改善が期待できます。

この治療で行われているように、水溶性のビタミンBやCは尿中から排泄されるため、過剰摂取により悪影響が生じる可能性は低いと考えられています（ビタミンA、Dなどの脂溶性ビタミンは過剰摂取によって、悪心や頭痛など副作用を引き起こす場合があります）。

ビタミン欠乏は脳に悪影響を与えるので、ビタミン欠乏にならないように気をつけなければならないことは間違いありませんが、一方で、ビタミン欠乏ではない人が通常よりも多くビタミンを摂取することが、脳の健康を増進させるか検討した興味深い研究があります。

この研究では、軽度認知障害168人を高用量のビタミン投与群、有効成分が入っていないサプリ（プラセボ）群に分けて、2年間の経過を追っています。この結果、年間脳萎縮率はビタミンを投与されなかった参加者の平均1・08％に対して、ビタミンを投与された人たちは平均0・76%と、**加齢による脳萎縮が抑えられている**結果でした[24]。

しかし、このデータセットの追加解析では、ビタミンB投与はホモシステインというビタミンB_6やB_{12}が不足している時に上昇する代謝産物が、参加者の中間値より高い人たちに有効であることがわかりました[25]。つまり、参加者の中で潜在的に隠れていたビタミンが欠乏気味の人に効果があったことが示され、**元々ビタミンが摂取できていた人への有効性は高くなかった**ことが示唆されています。

また、認知機能を評価項目とした研究では、日頃からビタミンBの摂取が低い人には認知機能の低下抑制効果が示されているのですが[26]、軽度の認知障害や認知症リスク群を対象にビタミンB_{12}を投与したランダム化比較試験の研究では、認知機能低下を抑制する作用は否定的でした[27、28]。

つまり、医学的にビタミンB欠乏症とまではいかなくとも、ビタミンBが不足していれば、積極的なビタミンBの摂取が推奨されます。一方で、ビタミンBが足りていれば、それ以上ビタミンBを摂取しても、健康脳への効果は乏しいと考えられます。

これはビタミンBだけでなく、他のビタミンにも当てはまる可能性があります。他にはビタミンEを用いた認知機能低下予防の研究もいくつかありますが、全体としてはビタミンEのサプリメントによる認知機能の低下予防効果は乏しい結果となっています。

ビタミンEの有効性を示す研究では、サプリメントだけでなく、実際の食事からのビタミンE摂取量も計測し、2889人の高齢地域住民の経過を3年間追ったところ、ビタミンEの摂取量と認知機能低下予防とに関連があったとされています[29]。

しかし、健康な高齢女性を対象に高用量のビタミンEを投与したグループ、有効成分が入っていないサプリ（プラセボ）を投与したグループに分けて、最長4年間の経過を追った研究ではビタミンEの認知機能への良好な影響は見られていません[30]。また、軽度認知障害の769人を対象とした研究でも、ビタミンEによる認知症の進行を抑制する効果は有意ではありませんでした[31]。ビタミンEに関しても、摂取すればするほど認知機能の低下を抑制できるというわけではなさそうです。

ビタミンに関しては、**いかにビタミン不足を防ぐかということが脳の健康には重要**になってきます。ただ、自分の体内のビタミン濃度を知ることは簡単ではありません（保険外診療で計測できるクリニックもあるので、料金によっては興味ある方は計測してみても良いかもしれません）。高用量摂取すること自体は脳の健康への促進効果は乏しいものの、知らず知らずのうちにビタミン不足となることを予防するためには、日頃から積極的にビタミンを摂取する必要があると考えます。

健康脳には隠れたビタミン不足をいかに防ぐかが大事

少量飲酒の是非

アルコールは飲みすぎると、体に悪いことは皆さんご存知だと思います。肝臓に負担を与え、肝硬変などの病気の原因となる他、食道がんなどのリスクが上昇します。また、脳については、アルコール性小脳萎縮症といった小脳の萎縮の原因となる他、海馬や前頭葉にも萎縮を来します。

一方で、「酒は百薬の長」という諺を支持する、少量の飲酒は体に良いとする研究結果もいくつかあります。例えば、日本人11万人の追跡調査では、お酒を飲まない人よりも、少量の飲酒（おおよそ1日ビール500㎖まで）をしている人は死亡率が低かったという報告があります[32]。

この少量の飲酒は心筋梗塞などに対して予防的に働く可能性があるのですが、一方で少量であっても肝臓への負担やがんのリスクは上昇するというように、少量の飲酒は体の中でメリットとデメリットが混在し、死亡率という総合的な値で見ると、少し体に良さそうということです。

では、脳にとって少量の飲酒がどうかというと、良いとする研究結果と悪いとする研究結果がともにあります。5033人を対象に飲酒量と認知機能を調べた調査では、2週間の飲酒量を1杯未満、1杯、2〜3杯、4杯以上のグループに分割したところ、ワインについては飲酒量が多いグループのほうが認知機能が高く、4杯以上のグループが最も認知機能が高かったという報告があります。同じ研究内で、ビールやスピリッツではこのような結果が見られませんでした[33]。

その他にも、軽度認知障害の患者を対象とした研究で、1日1杯未満（15g未満）の飲酒者のほうが、お酒を飲まない人よりも、認知症へと進行する頻度が低いとする報告があります[34]。

一方、MRIを用いた研究で脳の萎縮を評価項目とした場合には、適量（16〜24g／日）でも海馬が萎縮するという報告をはじめ[35]、少量から適量でも脳萎縮のリスクになると考えられています。同様の結果はUKバイオバンクからも報告されており、3万6678人を対象とした解析で、少量（8〜16g／日）でも灰白質や白質の萎縮リスクとなることが報告されています[36]。具体的には50歳において1日平均でビール800㎖飲む人は8・6歳相当の脳萎縮の進行、ビール200㎖であれば0・5歳相当の脳萎縮の進行と試算されています。

これらの結果をまとめると、**少量の飲酒でも脳萎縮の観点からは悪影響を与える可能性があるのですが、無理に断酒までする必要はない**と考えています。ただ、先程紹介したUKバイオバンクの解析では、脳萎縮（灰白質）への影響の程度は全く飲まない状態から少量の飲酒（8g／日）では0・03標準偏差の影響、8g／日→16g／日への増量では0・13標準偏差の影響と、飲酒量が増えるに従って脳への悪影響が加速することが示されており[36]、多量の飲酒習慣は避けることが望ましいです。毎日ビール350㎖（14g）を飲酒する場合は、少し飲み過ぎで、週1〜2日は休肝日を取る選択をしても良いかもしれません（厳密には飲酒の適量には、体格やアルコール代謝に関連する遺伝など様々な要因が影響してきます）。

また、多量飲酒者は断酒により、脳萎縮が改善する（完全に元に戻るまでは難しいかもしれませんが……）ことも報告されているので、飲みすぎている方は節酒も検討してください。研究によっては、断酒後6～7週間と早い時期で脳萎縮の改善を認めたことが報告されています[37、38]。

少量でも飲酒が脳に悪影響を与える可能性はあるが、断酒するまでのことはない

カロリー制限で海馬増大？

肥満は脳に悪影響を与えると考えられますが、**摂取カロリーを制限することで、**

肥満の解消とは関係なく、認知機能を向上させる、海馬の細胞新生を増加させる、脳容積の増加が生じるといったことが示唆されています。また、**一定の時間の断食・ファスティングや糖質制限食によってMRI脳機能画像における脳の活動性が向上する**、といった報告があります。

カロリー制限については、摂取カロリーを減らすと長生きするといった話を聞いたことがあるかもしれません。元々はマウスやラットの実験で報告されたのですが、人に近いとされるアカゲザルの研究でも、カロリーを30％減らすとがんや心血管病が減り、寿命の延長効果があるという研究結果があります[39]。

その後、別の研究チームから同じくアカゲザルでカロリー制限による寿命の延長効果に否定的な結果が報告されたのですが[40]、この相反する結果のデータを統合させた解析でもカロリー制限の有効性が示唆されています[41]。

このカロリー制限による寿命への影響について人を対象に研究を行うことは倫理的にも困難なのですが、寿命の代わりに脳や認知機能がどのように変わるかを検討した研究があります。正常から肥満の女性50人（平均年齢60・5歳、平均BMI 28）を①カロリーを30％削減、②不飽和脂肪酸（DHAなど）を20％増加、③対照群（何も取り組みを行わないグループ）の3グループに分けて3ヶ月間の実験を行ったところ、カロリーを30％削減したグループのみ言語記憶が向上し、**カロリー制限がやや高齢の方々の記憶力向上に役立つ**とする報告があります[42]。

また、本書でも説明したように肥満は脳に悪影響を及ぼすため、前記の研究のみであれば、カロリー制限による記憶力の向上は、カロリーを制限したことによる効果か肥満が解消されたことによる効果かがわかりませんが、後の研究でこの疑問点の解明が試みられています。

それは19人の肥満の閉経後女性を対象とした研究で、最初の8週間に800kcal／日のフォーミュラ食ダイエット（通常の食事の代わりに、糖質と脂質を少なくしつつ、必要なタンパク質とビタミンを含んだ液体食のみ摂取）を行い、その後の4週間はカロリーを減らした健康的な食事および運動を行っています[43]。この合計12週間で平均体重93kgの参加者たちは平均12・3kgの減量に成功しています。加えて、その後の4週間はさらなる減量は行わず、リバウンドしないように体重を維持するダイエットを行っています。また、認知記憶テストと脳MRI検査がダイエット前、12週間の減量直後、さらに減量した体重を4週間維持した後の3点で行われています。

結果は、減量した直後に認知記憶テストのスコアが上昇し、海馬を含む灰白質容積も増加していたのですが、減量した体重を維持した4週間後には認知記憶テストの点数や海馬容積はダイエット前と変わらない値まで低下していました。つまり、減量した状態をキープしているだけでは脳への効果は少なく、**カロリーを極端に制限した直後に脳の機能向上や容量増加が見られた**という結果になります。

近年、食事に関する健康手法としてファスティング・断食が注目されています。ファスティングは例えば1日の内、14時間など一定の間、食事を摂取しない方法です。食事を摂取しない間、体の血糖値を下げるインスリンの値が下がり、体脂肪や肝臓に蓄えられたグリコーゲンを分解することで、栄養を補い始めます。それにより、血糖値を一定に保つ、ホルモンバランスを調整するといった効果を期待した方法です。

このファスティングも脳に良い影響を与えるとする研究がいくつかあり、中にはMRIを用いた研究もあります。そこでは、イスラム教のラマダンにおけるファスティングの効果を検証しており、**1日の内14時間の断食を1ヶ月間続けたところ、脳機能画像を用いて計測した運動動作中の脳活動が活性化した**という研究[44]や、1日の内20時間の断食を行っている最中は拡散テンソル画像を用いて計測した大脳白質の情報伝達性が変化していたが、断食の2ヶ月後には断食中に見られた変化が元通りになることを示した研究があります[45]。

カロリー制限や断食、糖質制限食と脳機能や脳容積の研究については、全体的に良好な結果が示されてきているものの、本章で紹介した地中海食や不飽和脂肪酸（DHAなど）、ビタミンなどの研究と比べると、研究自体の数やサンプルサイズが少ないといった問題点があり、批判的な検証は十分に行われていない状況です。

特にファスティングに関しては、科学的検証も進んできてはいますが、糖尿病の食事療法の基本となる3食を規則正しく食べ、血糖値の変動を少なくする方法とは相反する食事法になります。

健康法は科学的に推奨できるかどうかについて判断できるほどの知見は集まっていないものも少なくありません。しかし、十分な知見が集まっていないからエビデンスがないとして、取り入れないというのも保守的過ぎるかもしれません。健康法を自分の生活に取り入れるかどうかの判断は、試してみた時に自身の感覚で体に合うか合わないかを感じ取って決める、というのも一つの方法と考えます。

カロリー制限はダイエットだけでなく、健康脳にも効果がありそう！

脱水時に脳が縮む

脳の78％近くを水分が占めています。脱水と認知症の罹患リスクについてはまだ不明な点も多いですが、**比較的軽い脱水でも一時的な認知機能の低下が生じます**。どれほど認知機能が低下するかを検証した研究では、平均年齢22歳の男性を対象に、1日の飲水量を600㎖程度に制限し、翌日に軽度の脱水状態で120分間のドライブシミュレーションを行っています。結果、イギリスにおける法定アルコール濃度上限（血中濃度0・08％：日本酒2合相当飲酒後）におけるテストとほぼ同程度の運転ミスが出たと報告されています[46]。

また、脱水状態で脳MRI検査を行うと、脳容積が減少していることが報告されています（神経細胞そのものではなく、水分が減少しているだけかもしれません）。計測された脳容積は、水分の制限時間が9時間と短ければマイナス0・03％と軽微なものの[47]、16時間を超える水分摂取制限ではマイナス1・7％の容積減少が見られたと報告されています[48、49]。

適切な水分摂取量は年齢や体重により異なりますが、高齢者では目安として1日に2500㎖と言われています。この水分量は食事内の水分量や体内で生成される水分も含まれているため、おおよそ1・3～1・5ℓ、大きめのペットボトル1本が直接水分を飲む目安となります。また、発汗なども影響するため、実際に摂取する水分量より、尿の色合いや出具合でモニタリングするのも一つの方法です。

脱水状態では、脳容積が小さくなり、飲酒後と同程度の認知機能低下が見られる

1. Xu, W., et al., Meta-analysis of modifiable risk factors for Alzheimer's disease. J Neurol Neurosurg Psychiatry, 2015. 86(12): p. 1299-306.
2. Chacón-Cuberos, R., et al., Adherence to the Mediterranean Diet Is Related to Healthy Habits, Learning Processes, and Academic Achievement in Adolescents: A Cross-Sectional Study. Nutrients, 2018. 10(11).
3. Parletta, N., et al., A Mediterranean-style dietary intervention supplemented with fish oil improves diet quality and mental health in people with depression: A randomized controlled trial (HELFIMED). Nutr Neurosci, 2019. 22(7): p. 474-487.
4. Luciano, M., et al., Mediterranean-type diet and brain structural change from 73 to 76 years in a Scottish cohort. Neurology, 2017. 88(5): p. 449-455.
5. Gu, Y., et al., Mediterranean diet and brain structure in a multiethnic elderly cohort. Neurology, 2015. 85(20): p. 1744-51.
6. Akbaraly, T., et al., Association of Long-Term Diet Quality with Hippocampal Volume: Longitudinal Cohort Study. Am J Med, 2018. 131(11): p. 1372-1381.e4.
7. Petersson, S.D. and Philippou, E., Mediterranean Diet, Cognitive Function, and Dementia: A Systematic Review of the Evidence. Adv Nutr, 2016. 7(5): p. 889-904.
8. Fu, J., et al., Association between the mediterranean diet and cognitive health among healthy adults: A systematic review and meta-analysis. Front Nutr, 2022. 9: p. 946361.
9. Shakersain, B., et al., The Nordic Prudent Diet Reduces Risk of Cognitive Decline in the Swedish Older Adults: A Population-Based Cohort Study. Nutrients, 2018. 10(2): p. 229.

10. Morris, M.C., et al., MIND diet slows cognitive decline with aging. Alzheimers Dement, 2015. 11(9): p. 1015-22.
11. Berendsen, A.M., et al., Association of Long-Term Adherence to the MIND Diet with Cognitive Function and Cognitive Decline in American Women. J Nutr Health Aging, 2018. 22(2): p. 222-229.
12. Otsuka, R., et al., Dietary diversity is associated with longitudinal changes in hippocampal volume among Japanese community dwellers. Eur J Clin Nutr, 2021. 75(6): p. 946-953.
13. Yanai, H., Effects of N-3 Polyunsaturated Fatty Acids on Dementia. J Clin Med Res, 2017. 9(1): p. 1-9.
14. Sublette, M.E., et al., Meta-analysis of the effects of eicosapentaenoic acid (EPA) in clinical trials in depression. J Clin Psychiatry, 2011. 72(12): p. 1577-84.
15. Schunck, W.H., et al., Therapeutic potential of omega-3 fatty acid-derived epoxyeicosanoids in cardiovascular and inflammatory diseases. Pharmacol Ther, 2018. 183: p. 177-204.
16. Tan, Z.S., et al., Red blood cell ω-3 fatty acid levels and markers of accelerated brain aging. Neurology, 2012. 78(9): p. 658-64.
17. Pottala, J.V., et al., Higher RBC EPA + DHA corresponds with larger total brain and hippocampal volumes: WHIMS-MRI study. Neurology, 2014. 82(5): p. 435-42.
18. Raji, C.A., et al., Regular fish consumption and age-related brain gray matter loss. Am J Prev Med, 2014. 47(4): p. 444-51.

19. Quinn, J.F., et al., Docosahexaenoic acid supplementation and cognitive decline in Alzheimer disease: a randomized trial. Jama, 2010. 304(17): p. 1903-11.
20. Chew, E.Y., et al., Effect of Omega-3 Fatty Acids, Lutein/Zeaxanthin, or Other Nutrient Supplementation on Cognitive Function: The AREDS2 Randomized Clinical Trial. Jama, 2015. 314(8): p. 791-801.
21. Baleztena, J., et al., Association between cognitive function and supplementation with omega-3 PUFAs and other nutrients in ≥ 75 years old patients: A randomized multicenter study. PLoS One, 2018. 13(3): p. e0193568.
22. Hooper, C., et al., Cognitive Changes with Omega-3 Polyunsaturated Fatty Acids in Non-Demented Older Adults with Low Omega-3 Index. J Nutr Health Aging, 2017. 21(9): p. 988-993.
23. Boespflug, E.L., et al., Fish Oil Supplementation Increases Event-Related Posterior Cingulate Activation in Older Adults with Subjective Memory Impairment. J Nutr Health Aging, 2016. 20(2): p. 161-9.
24. Smith, A.D., et al., Homocysteine-lowering by B vitamins slows the rate of accelerated brain atrophy in mild cognitive impairment: a randomized controlled trial. PLoS One, 2010. 5(9): p. e12244.
25. Douaud, G., et al., Preventing Alzheimer's disease-related gray matter atrophy by B-vitamin treatment. Proc Natl Acad Sci U S A, 2013. 110(23): p. 9523-8.
26. Kang, J.H., et al., A trial of B vitamins and cognitive function among women at high risk of

cardiovascular disease. Am J Clin Nutr, 2008. 88(6): p. 1602-10.
27. Clarke, R., Harrison, G., and Richards, S., Effect of vitamins and aspirin on markers of platelet activation, oxidative stress and homocysteine in people at high risk of dementia. J Intern Med, 2003. 254(1): p. 67-75.
28. Aisen, P.S., et al., High-dose B vitamin supplementation and cognitive decline in Alzheimer disease: a randomized controlled trial. Jama, 2008. 300(15): p. 1774-83.
29. Morris, M.C., et al., Vitamin E and cognitive decline in older persons. Arch Neurol, 2002. 59(7): p. 1125-32.
30. Kang, J.H., et al., A randomized trial of vitamin E supplementation and cognitive function in women. Arch Intern Med, 2006. 166(22): p. 2462-8.
31. Petersen, R.C., et al., Vitamin E and donepezil for the treatment of mild cognitive impairment. N Engl J Med, 2005. 352(23): p. 2379-88.
32. Lin, Y., et al., Alcohol consumption and mortality among middle-aged and elderly Japanese men and women. Ann Epidemiol, 2005. 15(8): p. 590-7.
33. Arntzen, K.A., et al., Moderate wine consumption is associated with better cognitive test results: a 7 year follow up of 5033 subjects in the Tromsø Study. Acta Neurol Scand Suppl, 2010(190): p. 23-9.
34. Solfrizzi, V., et al., Alcohol consumption, mild cognitive impairment, and progression to dementia. Neurology, 2007. 68(21): p. 1790-9.
35. Topiwala, A., et al., Moderate alcohol consumption as risk factor for adverse brain

outcomes and cognitive decline: longitudinal cohort study. Bmj, 2017. 357: p. j2353.
36. Daviet, R., et al., Associations between alcohol consumption and gray and white matter volumes in the UK Biobank. Nat Commun, 2022. 13(1): p. 1175.
37. Rosenbloom, M.J. and Pfefferbaum, A., Magnetic resonance imaging of the living brain: evidence for brain degeneration among alcoholics and recovery with abstinence. Alcohol Res Health, 2008. 31(4): p. 362-76.
38. Bartsch, A.J., et al., Manifestations of early brain recovery associated with abstinence from alcoholism. Brain, 2007. 130(Pt 1): p. 36-47.
39. Colman, R.J., et al., Caloric restriction delays disease onset and mortality in rhesus monkeys. Science, 2009. 325(5937): p. 201-4.
40. Mattison, J.A., et al., Impact of caloric restriction on health and survival in rhesus monkeys from the NIA study. Nature, 2012. 489(7415): p. 318-21.
41. Mattison, J.A., et al., Caloric restriction improves health and survival of rhesus monkeys. Nat Commun, 2017. 8: p. 14063.
42. Witte, A.V., et al., Caloric restriction improves memory in elderly humans. Proc Natl Acad Sci U S A, 2009. 106(4): p. 1255-60.
43. Prehn, K., et al., Caloric Restriction in Older Adults-Differential Effects of Weight Loss and Reduced Weight on Brain Structure and Function. Cereb Cortex, 2017. 27(3): p. 1765-1778.
44. Boujraf, S., et al., The impact of restricted diet on brain function using BOLD-fMRI. Exp

Brain Res, 2006. 173(2): p. 318-21.
45. Bakan, A.A., et al., Microstructural effects of Ramadan fasting on the brain: a diffusion tensor imaging study. Diagn Interv Radiol, 2015. 21(3): p. 256-61.
46. Watson, P., et al., Mild hypohydration increases the frequency of driver errors during a prolonged, monotonous driving task. Physiol Behav, 2015. 147: p. 313-8.
47. Meyers, S.M., et al., Does hydration status affect MRI measures of brain volume or water content? J Magn Reson Imaging, 2016. 44(2): p. 296-304.
48. Dieleman, N., Koek, H.L., and Hendrikse, J., Short-term mechanisms influencing volumetric brain dynamics. Neuroimage Clin, 2017. 16: p. 507-513.
49. Streitbürger, D.P., et al., Investigating structural brain changes of dehydration using voxel-based morphometry. PLoS One, 2012. 7(8): p. e44195.

第3章

運動により脳は変化する！

健康脳に役立つ運動は多数存在する

この章では、運動による脳の変化について解説します。本章では運動自体による脳への効果として、有酸素運動や筋力トレーニングの研究結果を紹介します。また、ダンスやヨガ、太極拳などのより複雑な動作による脳への効果、球技などのスポーツによる脳への効果を紹介するとともに、頭部への衝撃を伴うスポーツの危険性について説明します。運動と脳の結びつきは強く、歩行速度や握力といった身体能力はMRIにおける脳萎縮の程度から計測した脳年齢と関連します[1]。

また、脳MRI研究において、新しい取り組みを始める（何らかの介入を行う）ことで脳が変化することが多数報告されていますが、その中でも有酸素運動は最も多く研究され、批判的な検証も行われた上で、脳容積の増大・脳萎縮の改善効果が認められています。さらに、ダンスや太極拳など複合的な動きは、有酸素運動よりも脳容積の増大効果が強い可能性が示唆されています。

本章では様々な研究を紹介していますが、脳の健康のために**どのような運動を始めるかは、論文での結果から決めるよりも、「興味を持てるか」、「楽しいと感じるか」を基準に選択することをおすすめ**しています。また、これまで論文では検証されていない運動の中にも脳の健康に役立つ運動は多数存在します。

一方で、色々な論文を調査したところ、**短期間での灰白質の増大については、普段と異なる新しいことほど大きく変わりやすい**ようです。そのため、日常の動作に近いウォーキングなどの有酸素運動よりも、日常の動作と異なるダンスのほうが短期間での脳の増大効果が強い可能性があります。どの運動を始めるかの選択基準として、「できるだけ馴染みのない種類の運動を始める」ことも考えてみてください。

有酸素トレーニングによる脳萎縮の改善

何らかの取り組みを行うことで、脳容積が増大した、脳萎縮が改善したという研究は多数あるのですが、その中で一番多く研究されているのが有酸素運動で、ウォーキングやランニングマシーン（トレッドミル）、エアロバイクを用いて行われています。例えば、60歳から79歳を対象に、最大心拍数の60〜70％を強度とする1時間の有酸素トレーニングを週に3回始めたところ、6ヶ月後に前頭葉の灰白質と白質の容積が増加したことが報告されています[2]（最大心拍数60〜70％の運動強度は、ウォーキングであれば大股での速歩きで、脂肪燃焼に適した中程度の負荷に相当します）。

実際にどれほど脳容積が大きくなるのかに言及している研究は少ないのですが、高齢者を対象に週3回のウォーキング（最初の7週目までは最大心拍数の50〜60％、それ以降は60〜75％の強度）を始めることの効率を調査した研究では、海馬が最初の6ヶ月間で1%、1年間で2%増大したことが報告されています[3]。

一方で、ストレッチを行った対照群では海馬容積は6ヶ月後にマイナス1%、1年後にマイナス2%と加齢による海馬萎縮が進行していました（この1%、2%の脳容積の違いは放射線科医が画像を見ても視覚的に判別するのは難しく、実際に容積を測定しないとわからない程度の違いになります）。

言い換えると、ウォーキングを始めることにより、海馬の脳年齢は1年後に1歳年を取るところ、逆に1歳若返ったという結果です。これらの運動による脳容積の増大、脳萎縮の改善効果は健常な高齢者やアルツハイマー型認知症、軽度認知障害患者を対象にシステマティックレビューとしても報告されており、中には統計学的に有意な脳容積の増大および脳萎縮の改善効果を認めなかった研究もいくつかありますが、全体としては**3〜6ヶ月の運動で、脳の灰白質容積が増加すること**が示されています[4]。

健常な高齢者では、神経新生が盛んな海馬を含む側頭葉や運動を司る運動野を含む前頭葉を中心に広範囲にわたる脳容積の増大効果が見られ、アルツハイマー型認知症や軽度認知障害では、認知症に関連して障害されやすい脳部位で萎縮が改善しやすいと考えられています。

他にも海馬を対象に運動の効果を調査したメタアナリシス（複数の研究結果を統合して分析することで、信頼性の高い結果が得られる手法です）があり、この研究では運動による海馬増大は65歳以上の高齢者で認められやすい、24週よりも長い期間運動を行った場合に見られやすい、1週間の運動時間は150分未満で効果が期待できる、といったことが報告されています[5]。

運動で脳萎縮が改善／脳容積が増加する正確な仕組みはわかっていないのですが、運動の後には脳神経の成長のほか、新生に関わる神経栄養因子や顆粒球コロニー刺激因子が増加することが報告されています[6、7]。また、運動習慣を始めた後に、安静時の海馬血流が増加する可能性も示唆されています。この研究は高齢者を対象に、①主に歩行による有酸素運動を週3日、合計150分行う、②ストレッチと健康に関するレクチャーを行う（健康教育）、の2つの方法で4ヶ月間取り組んだ後にMRIで脳血流量を測定しています。結果、有酸素運動を行ったグループは健康教育を受けたグループよりも海馬の血流量が高かったということが報告されています[8]。

取り組みを始める前にはMRIで計測していないため、運動に取り組んだことや健康教育を受けたことによる脳の変化は計測できていないのですが、脳への効果を運動と健康教育で比較した数少ない研究で、実際に運動を行うことが健康教育よりも有用である可能性を示唆している点が興味深いところです。

このように、有酸素運動が健康脳に大事であるとする研究は数多くありますが、実際にどれくらい運動すれば脳容積が増加・脳萎縮が改善するか、どのような有酸素運動が最適か、ということに関してはまだ十分に検証が進んでいません。しかし、認知機能の研究を参考にすると、70歳代の高齢者であれば1週間に1時間半程度のウォーキングでも脳の健康に効果があることが示されています。

この研究では70～81歳の高齢女性1万8766人を対象に、日々の運動量から5つのグループに分類し、2年間の認知機能の変化（加齢による認知機能の衰え）を評価しています[9]。結果、最もよく運動するグループは最も運動しないグループよりも認知機能障害となるリスクが20%低く、気軽なスピードで週に少なくとも1・5時間歩行する人たちは最も運動しないグループの人たちよりも全般的な認知機能が高かったことが報告されています。

このように**高齢者であれば、ウォーキングで認知症予防効果が期待できる**ようですが、**もう少し若い時にはより強い運動が認知症予防には望ましい**と考えられます。70～80歳代の198人の軽度認知障害患者と1126人の健常者を対象に、研究参加者が若い頃（50～65歳）の運動習慣を調査した研究では、中等度の運動習慣に有意差があったものの、軽度の運動習慣には有意差がなかったことが報告されています（中等度の運動：速歩き、ハイキング、水泳など、軽度の運動：ウォーキング、ストレッチなど）[10]。一方で、重度の運動習慣（マシーンを用いた筋力トレーニング、坂を登る自転車運動など）にも軽度認知障害患者と健常者で有意差はなく、**中高年では軽過ぎず、重過ぎずのトレーニングが大事**なようです。また、この研究では高齢者の現時点での運動習慣も調査しており、高齢においては、健常者と軽度認知障害患者の間で軽度と中等度の運動習慣に有意差があり、重度の運動習慣には有意差がないという結果でした。

他に高齢者の運動の重要性を示す研究には、平均78歳の299人を対象に、現時点での歩行量が9年後の脳容積と関係する、つまり現時点での運動が未来の脳萎縮を予測することを示唆した報告などもあります[11]。

近年の研究では、運動は子供の脳形成にも重要な役割を果たすことがわかってきています。ランニングマシーンを使い9歳と10歳の子供の心肺機能を計測し、有酸素運動能力が高い子供と低い子供に分けたところ、有酸素運動能力が高い子供たちは意思決定や運動処理に関連する脳部位（基底核の線条体）が大きく、重要な情報に注意を向ける認知テストの得点が高かったことが報告されています[12]。また、有酸素運動能力が高い子供たちのほうが海馬が大きく、記憶と関連する認知機能課題の得点が高いことが報告されています[13]。

運動は脳の健康を考える上で大事な要素の一つです。運動を高齢になってから始めるのではなく、中高年からやや強めの運動を始めることを推奨する研究を紹介しましたが、**脳萎縮は20歳代から始まっているため、若い頃からの運動習慣が大事**になります。高齢者で脳の健康を目的に運動を始める場合は、ウォーキングで効果が期待できるため、気軽に始めてみてください。他の章の肥満や喫煙の項目で紹介していますが、運動には肥満や喫煙による脳障害を軽減する効果も示唆されています。肥満や喫煙に限らず、日常生活で脳に良くない習慣がある場合は、積極的に有酸素運動の習慣を持つことをお勧めします。

高齢者はウォーキングで認知症予防効果が期待できるが、
もう少し若い世代はより強い運動が認知症予防には望ましい

筋力トレーニングも健康脳への効果が期待できる

筋力トレーニングも有酸素運動と同じく、脳容積の増大と脳萎縮の改善が期待できると考えられています。例えば、67〜81歳の女性が、1回50〜80分間を週3回、合計24週間の筋力トレーニング（スクワットや壁での腕立て伏せ、ダンベル体操など）を行ったところ、海馬容積が増加したことが報告されています[14]。

また、65〜75歳の女性がスクワットなどの筋力トレーニングを各項目6〜8回2セット、計40分のトレーニングを52週間継続し、白質容積の変化を計測した研究では、筋力トレーニングを行うことで白質萎縮の予防効果が得られ、さらに週1回のグループよりも週2回のグループのほうが効果的であったことが報告されています[15]。

筋力トレーニングによる認知機能の変化についてもいくつかの研究があり、ランダム化比較試験のシステマティックレビューでは、**老年期における筋力トレー**

ニングは特に実行機能や遂行機能と呼ばれる脳機能を向上させるとまとめられています。この実行機能は計画を立てて行動したり、衝動的な行動を抑えたりする機能になり、特に60歳以降で強く衰えてくる脳機能の向上になります[16]。一方で、**記憶力や注意力への影響は乏しい**と報告されています。また、**筋力トレーニングの回数は週2回よりも3回がより効果的でした。**

ここで気になるのは筋力トレーニングと有酸素運動のどちらが脳に良いかということですが、有酸素運動と筋力トレーニングの有効性を比較している研究は数少なく、まだはっきりとしたことはわかっていません。参考として、70〜80歳の高齢者を有酸素運動グループ（10人）、筋力トレーニンググループ（8人）、バランストレーニンググループ（11人）に分類し、6ヶ月のトレーニング前後で海馬容積の変化を測定した研究では、**有酸素運動グループで最も海馬容積が増加し、有酸素運動が筋力トレーニングやバランストレーニングよりも効果的であった**ことが報告されています[17]。ただし、症例数が少なく、またトレーニング内容によっても結果は変わってくるため、今後の検証が必要な分野です。

実際にトレーニングをする場合は有酸素運動と筋力トレーニングを組み合わせる方が多いと思いますが、組み合わせたトレーニングによる脳の変化もいくつか検証されています。2年間という長い期間における海馬容積の変化の検証で、筋力トレーニングや有酸素運動、ストレッチの適度な強度の複合トレーニングが健康教育よりも海馬萎縮の予防に有用であったとされています[18]。

本項目で紹介したように有酸素運動だけでなく、筋力トレーニングも健康脳への効果が期待できます。運動が好きな人の中でも有酸素運動が好きな方、筋力トレーニングが好きな方とわかれると思いますが、個人の好みによって選んでください。

過去の筋力トレーニングの研究は高齢者を対象にスクワットなど自重トレーニングまたは比較的軽いダンベルを使用したレジスタンストレーニングがメインになります。青年〜中年における強い荷重のウェイトトレーニングの健康脳への効果について、大規模な研究はみつかりませんでした。現時点で脳の健康に役立つことが支持されているのは、比較的軽い負荷の筋力トレーニングまでとなります。

有酸素運動、筋力トレーニングの両方とも効果あり！
個人の好みで選ぼう

ダンスで複数の脳機能を同時に刺激する

有酸素運動や筋力トレーニングにおいては、運動そのものによる脳萎縮の予防、改善効果について説明してきました。この有酸素運動や筋力トレーニングは比較的単調な体の動きになりますが、運動により複雑な動きを取り入れ、複数の脳機能を同時に刺激することで、脳への健康効果がより効果的にならないかが検証されています。代表的なものがダンスで、有酸素運動に加えて、より複雑な感覚運動やリズム、音楽への認知が必要となってきます。

高齢者を対象に①ダンストレーニングまたは②運動トレーニングを行い、18ヶ月間の経過を追った研究があります[19]。ダンスまたは運動トレーニングは最初の6ヶ月間は週2回、1回90分のトレーニングを行い、その後18ヶ月までは週1回、1回90分のトレーニングを行っています。

ダンストレーニングでは様々な種類を学ぶように、4回のトレーニングごとにラインダンスやジャズダンス、スクウェアダンス、ロックンロールダンスと切り替えてトレーニングを行い、ダンスの動きを覚えるなど記憶力も活用するトレーニングデザインです。

反対に運動トレーニングでは、できるだけ単調な運動を繰り返すように設定し、エルゴバイクによる有酸素運動やスクワット、バイセップスカール（ダンベルを用いて、肘を曲げ伸ばしすることで主に上腕二頭筋を鍛える動作です）を行っています。

結果、**ダンストレーニング群では運動トレーニング群よりも運動の指令を出す脳部位（中心前回）や記憶と関連する脳部位（海馬傍回）が6ヶ月後に増大し、18ヶ月後にさらに増大**していました。また、血液中のBDNF（神経栄養因子）濃度もダンストレーニング群が運動トレーニング群よりも増加していました。他の研究でも、ダンストレーニングでは単調な動作の運動トレーニングよりも灰白質の増大効果が強く、BDNFはダンストレーニング群でのみ有意に増加していたことが報告されています[20、21]。

このように、**複合的な動きを行うことは、単調な繰り返し運動よりも脳への健康効果を期待できる**ようです。それでも、健康脳のためには、ウォーキングや筋力トレーニングを含めて、好きな運動を行うことが大事と考えています。

例えば、瞑想研究を専門にしている研究者から教えてもらったマインドフルネス瞑想の方法に歩く瞑想があり、足裏の感覚に注意を向けて、歩行の際の感覚を感じ取るといった手法です。別項目で説明しますが、脳の健康に役立つ様々な手法の調査では、マインドフルネス瞑想は健康的な生活と並んで、最も役立つ手法として報告されています[22]。ウォーキングだけでなく、筋力トレーニングなどにおいても、一つ一つの動作や体の動きの感覚に意識を向けることで、ダンスよりも効果的になるケースは十分あり得ます。

複合的な運動は単調な繰り返し運動より、健康脳への効果が期待できる

ゴルフを始めて脳萎縮が改善？

運動の脳への効果は主に有酸素運動や筋力トレーニングにて検証されていますが、スポーツでは戦略を含めて、**様々な脳機能を複合的に使用し、その脳機能に**

対応した部位が発達すると考えられています。例えば、バスケットボール選手では脳からの運動出力に関連する中心傍小葉や体のバランスを司る小脳が発達していることが報告されています[23、24]。

また、体操競技において世界体操競技選手権やオリンピック出場者の脳をMRIで調査した研究では、**同年代の人たちよりも前頭葉や頭頂葉をはじめ様々な脳部位が発達しており、自分の体の動きやスピード、周囲との位置関係などを把握する能力を反映している**と考えられています[25]。

このように長年運動を続けていた人やトップアスリートの脳は発達していることから、スポーツは脳の形成に大事であると考えられています。一方、脳の健康をテーマに考えた場合は、趣味として始めた程度でも効果があるか？　というのが知りたいポイントです。

ここに迫る研究としては、普段スポーツ活動をしていない青年38人を、①スポーツ群、②対照群（トレーニングを行わないグループ）に分けて、1回1時間、週3回のバドミントントレーニングを3ヶ月間行った前後で脳の変化をMRIで調べた報告が参考になります[26]。バドミントントレーニングではコーチがついて、最初の10分間にバドミントンの技術やルールについての解説を行い、30分間の技術的なトレーニングの後に20分間はコーチ抜きでバドミントンをプレイするという内容です。

この結果として、バドミントントレーニングを行ったグループでは、**左側頭葉〜後頭葉の灰白質容積が増加し、また大脳白質では内包という運動動作の情報を伝える情報伝達経路の情報伝達性が向上していた**ことが報告されています。バドミントントレーニングでは、先に説明した有酸素運動の効果に加えて、シャトルを目で追う空間認識を鍛える効果が期待されており、脳科学の世界ではジャグリングなど空間認識を鍛えることで灰白質が増大することが知られています。他にも、バドミントンは熟練者において、小脳が発達している（灰白質容積が増加している）ことが報告されています[27]。

バドミントン以外では、ゴルフトレーニングによる脳の変化が報告されています。この研究では、40～60歳のゴルフ初心者を対象に、40時間のゴルフトレーニングを行う前と後にＭＲＩ検査を行っています。参加者によって、40時間のゴルフトレーニングが終わるまでの期間は異なり、平均して１５０日でした。

この実験では、ゴルフトレーニング期間終了後には運動野や感覚野をはじめ、運動機能や視空間機能、ボディコントロールと関連する脳部位の灰白質容積が増大しており、40時間のゴルフトレーニングを短期間にまとめて行った参加者ほど灰白質が大きく増大していたことが報告されています。

このように、**スポーツを継続してきたアスリートの脳が発達しているだけでなく、趣味としてスポーツを行うことでも、脳の老化対策が行えます。**様々あるスポーツの中で、どのスポーツが脳によいか？　といった複数のスポーツを比較した研究はありませんが、興味を持って取り組む、楽しんで取り組むのが脳の健康のためには大事と考えています。

また、今回紹介したバドミントンとゴルフによる脳の変化は、これまでバドミントンやゴルフを経験していない人が新たに始めることによって、灰白質の増大効果が報告されています。脳を大きく変化させるためには、これまでに取り組んだことのない新しい種類のスポーツを始めるのも一つの方法です。

趣味でスポーツを行うことだけでも、脳の老化対策として有効

頭部への衝撃による脳障害

前項目で述べたようにスポーツは脳の形成に大事ですが、スポーツの中で生じる頭部への衝撃が脳に悪影響を及ぼすことが報告されています。アメリカンフットボール選手やボクサーなどのように**頭部への衝撃が繰り返しあった人は、後に**

認知機能が低下する、衝動性をコントロールできない、うつ病や気分が不安定になる、手足がふるえるといった症状が現れることがあり、慢性外傷性脳症という疾患概念が提唱されています。

アメリカンフットボールの元プロリーグ選手で、後に認知機能が低下していた人を対象とした調査では、脳にタウ蛋白という神経細胞死を誘発する物質が蓄積しており、一方でアルツハイマー型認知症で見られるアミロイドの蓄積は乏しいといった特徴が報告されています[28]。慢性外傷の程度によりますが、年間5％程度と急速な脳萎縮をきたす場合も報告されています[29]。アルツハイマー型認知症における脳萎縮の進行が一般的に年間3％程度のため、かなり急速な進行です。

この慢性的な頭部への衝撃による脳障害の怖い点として、プロ選手のような高エネルギーの衝撃が繰り返される場合だけでなく、高校生のクラブ活動においても生じていることが近年の研究で明らかとなってきています。アメリカンフットボールを行っている高校生17人に対して、1シーズンの前と後にMRIで脳を調査した研究では、高校生のたった1シーズンにおいても**情報伝達を行う大脳白質神経線維の障害が進行しており、障害の程度と頭部に衝撃を受けた頻度が関連していた**ことが報告されています[30]。

また、別の高校生を対象に1シーズンの前後で脳MRI検査を行った研究では、シーズン中に脳震盪のような症状を伴う頭部外傷がなかったにもかかわらず、大脳白質神経線維の障害が生じており、この頭部への衝撃による大脳白質神経の障害は軽度から中等度の衝撃でも生じることが示唆されています。例えば、サッカーのヘディングのような衝撃でも脳障害が生じる可能性があります。

過去の研究では、平均年齢30歳のアマチュアサッカー選手を対象に脳MRI検査を行い、過去1年間のヘディングの回数と大脳白質神経線維の情報伝達性の関係を調査したところ、**ヘディングの回数が多い人ほど情報伝達性が低下していた**ことが報告されています[31]。

このように**脳震盪を生じるような強い衝撃でなくとも、衝撃を繰り返すと脳に**

損傷をきたす場合があります。スポーツにおいて、脳に衝撃を伴う動作を練習する場合には、1回1回の練習精度を上げ、闇雲に繰り返さないようにする必要があります。また、マウスピースなど適切な予防策に配慮する必要があるようです。

頭部への衝撃が脳に悪影響を及ぼす

ヨガ・太極拳による認知機能の向上

心身の健康増進として研究者が注目している運動に、日本でも広まっているヨガや中国発祥の太極拳があります。ヨガや太極拳は特定のポーズでバランスをとったり、ゆっくりと体の様々な部位を協調させながら動き、その際の心身の動きに気づくことで、心身が整い、健康が維持・増進されると考えられています。

学術研究にて報告されているヨガの効果としては、不安や抑うつなどネガティブな感情の低下[32]や腰痛・慢性疼痛の軽減[33]のみでなく、ウェルビーイング（心身ともに健康で幸福な状態を意味する）への結びつき[34]や実行機能、ワーキングメモリ、注意といった認知機能の向上[35]が報告されています。太極拳でも、ウェルビーイングへの結びつき[36]の他、短期記憶や全般的な認知機能の向上[37]が報告されています。

ヨガに関しては、対象人数は多くないのですが、複数の脳ＭＲＩ研究が行われており、ヨガ経験者は灰白質が発達して、脳の老化による萎縮も抑制されると報告されています。

14人のヨガ経験者（ヨガ歴平均9・6年、平均トレーニング時間週8・6時間、平均年齢37歳）と、対照群として同程度の運動トレーニングを行い、体格（ＢＭＩ）や年齢、性別が同程度の14人を比較した研究では、対照群のほうが灰白質容積が大きい脳領域があったものの、ヨガ経験者のほうがより多くの脳部位で灰白質容積が大きく、情動や周囲の認知と関連する脳部位（島皮質）の容積はヨガの経験年数が長いほど大きかったことが報告されています[38]。

同じ対象者への追加解析では、運動トレーニング群では年齢が高いほど灰白質容積が小さく、脳の老化に伴う変化が確認できたのに対して、ヨガ経験者では年齢と灰白質容積の有意な関連を認めず、脳の老化が抑制されていた可能性が報告されています[39]。

また、ヨガトレーニングを始めることによる脳の変化も研究されています。4週間のヨガトレーニング（週4回、1回1時間）に参加した平均年齢21歳の若年者は前頭葉の一部で灰白質の密度が高まっており、その変化がウェルビーイングの変化と関連していたと報告されています[40]（密度は、脳ＭＲＩにおける色合いの濃さの評価で、大まかには容積や萎縮の評価と類似した指標になります。以前からＭＲＩの脳研究では広く用いられている指標ですが、厳密には密度が意味するところはわかっていません。容積と紛らわしいのですが、脳ＭＲＩ研究のコミュニティでは容積と密度を区別して使用するのが一般的となっています）。

太極拳と脳MRIの研究も、少数ですが存在します。まずは太極拳とウォーキングを積極的に行っている人たちを比較した研究を紹介します。この研究では20人の太極拳グループ、22人のウォーキンググループともに少なくとも1回90分のトレーニングを週5日以上行い、かつ6年以上継続している高齢者（平均年齢63歳）を集めています。脳MRIを用いて灰白質の密度を比較したところ、海馬を含む内側側頭葉の密度が太極拳グループで高く、記憶試験のスコアも太極拳グループで高かったことが報告されています[41]。

太極拳を始めることによる脳の変化と有酸素運動を始めることによる脳の変化を比較した研究も紹介します。大学生を対象に、太極拳グループ、有酸素運動グループ、コントロール群（何も行わないグループ）の3グループにランダムに振り分けて、1回60分のトレーニングを週3回行い、8週間後の脳の変化を比較した研究です。太極拳グループ、有酸素運動グループともに灰白質容積の増大効果が見られたのですが、太極拳グループは有酸素運動グループよりも強い効果が見られたと報告されています[42]。

このように**ヨガや太極拳はストレスの軽減など精神的な影響に加えて、脳への健康効果も期待**できます。なお、今回紹介したヨガや太極拳、先程紹介したダンスでは有酸素運動よりも有用な結果となっていますが、あくまで現状では有用な「可能性」の話になります。今回のような10人、20人の認知機能や脳を比較した研究であれば、同じ研究を次に行うと、全く逆の結果が出ることも少なくありません。

個人的には、有酸素運動が効果的な人もいれば、ヨガや太極拳、ダンスが効果的な人もいるというように、個人個人にとって有用なものは異なり、全体としてはヨガや太極拳、ダンスのほうが効果がある人が多いかもしれない、と結果を解釈しています。

ヨガや太極拳はストレス軽減に加えて、さらなる効果が期待できる！

1. Kilgour, A.H., Todd, O.M., and Starr, J.M., A systematic review of the evidence that brain structure is related to muscle structure and their relationship to brain and muscle function in humans over the lifecourse. BMC Geriatr, 2014. 14: p. 85.
2. Colcombe, S.J., et al., Aerobic exercise training increases brain volume in aging humans. J Gerontol A Biol Sci Med Sci, 2006. 61(11): p. 1166-70.
3. Erickson, K.I., et al., Exercise training increases size of hippocampus and improves memory. Proc Natl Acad Sci U S A, 2011. 108(7): p. 3017-22.
4. Haeger, A., et al., Cerebral changes improved by physical activity during cognitive decline: A systematic review on MRI studies. Neuroimage Clin, 2019. 23: p. 101933.
5. Wilckens, K.A., et al., Exercise interventions preserve hippocampal volume: A meta-analysis. Hippocampus, 2021. 31(3): p. 335-347.
6. Griffin É, W., et al., Aerobic exercise improves hippocampal function and increases BDNF in the serum of young adult males. Physiol Behav, 2011. 104(5): p. 934-41.
7. Yamada, M., et al., Raised plasma G-CSF and IL-6 after exercise may play a role in neutrophil mobilization into the circulation. J Appl Physiol (1985), 2002. 92(5): p. 1789-94.
8. Burdette, J.H., et al., Using network science to evaluate exercise-associated brain changes in older adults. Front Aging Neurosci, 2010. 2: p. 23.
9. Weuve, J., et al., Physical activity, including walking, and cognitive function in older women. Jama, 2004. 292(12): p. 1454-61.
10. Geda, Y.E., et al., Physical exercise, aging, and mild cognitive impairment: a population-

based study. Arch Neurol, 2010. 67(1): p. 80-6.
11. Erickson, K.I., et al., Physical activity predicts gray matter volume in late adulthood: the Cardiovascular Health Study. Neurology, 2010. 75(16): p. 1415-22.
12. Chaddock, L., et al., Basal ganglia volume is associated with aerobic fitness in preadolescent children. Dev Neurosci, 2010. 32(3): p. 249-56.
13. Chaddock, L., et al., A neuroimaging investigation of the association between aerobic fitness, hippocampal volume, and memory performance in preadolescent children. Brain Res, 2010. 1358: p. 172-83.
14. Kim, Y.S., et al., The effects of strength exercise on hippocampus volume and functional fitness of older women. Exp Gerontol, 2017. 97: p. 22-28.
15. Best, J.R., et al., Long-Term Effects of Resistance Exercise Training on Cognition and Brain Volume in Older Women: Results from a Randomized Controlled Trial. J Int Neuropsychol Soc, 2015. 21(10): p. 745-56.
16. Treitz, F.H., Heyder, K., and Daum, I., Differential course of executive control changes during normal aging. Neuropsychol Dev Cogn B Aging Neuropsychol Cogn, 2007. 14(4): p. 370-93.
17. ten Brinke, L.F., et al., Aerobic exercise increases hippocampal volume in older women with probable mild cognitive impairment: a 6-month randomised controlled trial. Br J Sports Med, 2015. 49(4): p. 248-54.
18. Rosano, C., et al., Hippocampal Response to a 24-Month Physical Activity Intervention in

Sedentary Older Adults. Am J Geriatr Psychiatry, 2017. 25(3): p. 209-217.
19. Müller, P., et al., Evolution of Neuroplasticity in Response to Physical Activity in Old Age: The Case for Dancing. Front Aging Neurosci, 2017. 9: p. 56.
20. Rehfeld, K., et al., Dance training is superior to repetitive physical exercise in inducing brain plasticity in the elderly. PLoS One, 2018. 13(7): p. e0196636.
21. Rehfeld, K., et al., Dancing or Fitness Sport? The Effects of Two Training Programs on Hippocampal Plasticity and Balance Abilities in Healthy Seniors. Front Hum Neurosci, 2017. 11: p. 305.
22. Franke, K. and Gaser, C., Ten Years of BrainAGE as a Neuroimaging Biomarker of Brain Aging: What Insights Have We Gained? Front Neurol, 2019. 10: p. 789.
23. Abreu, A.M., et al., Action anticipation beyond the action observation network: a functional magnetic resonance imaging study in expert basketball players. Eur J Neurosci, 2012. 35(10): p. 1646-54.
24. Park, I.S., et al., White matter plasticity in the cerebellum of elite basketball athletes. Anat Cell Biol, 2015. 48(4): p. 262-7.
25. Huang, R., et al., Long-term intensive training induced brain structural changes in world class gymnasts. Brain Struct Funct, 2015. 220(2): p. 625-44.
26. Bai, X., et al., Altered structural plasticity in early adulthood after badminton training. Acta Psychologica Sinica, 2020. 52: p. 173-183.
27. Di, X., et al., Altered resting brain function and structure in professional badminton

players. Brain Connect, 2012. 2(4): p. 225-33.

28. Stern, R.A., et al., Tau Positron-Emission Tomography in Former National Football League Players. N Engl J Med, 2019. 380(18): p. 1716-1725.
29. Harris, T.C., de Rooij, R., and Kuhl, E., The Shrinking Brain: Cerebral Atrophy Following Traumatic Brain Injury. Ann Biomed Eng, 2019. 47(9): p. 1941-1959.
30. Kuzminski, S.J., et al., White Matter Changes Related to Subconcussive Impact Frequency during a Single Season of High School Football. AJNR Am J Neuroradiol, 2018. 39(2): p. 245-251.
31. Lipton, M.L., et al., Soccer heading is associated with white matter microstructural and cognitive abnormalities. Radiology, 2013. 268(3): p. 850-7.
32. Fong Yan, A., et al., The Effectiveness of Dance Interventions on Physical Health Outcomes Compared to Other Forms of Physical Activity: A Systematic Review and Meta-Analysis. Sports Med, 2018. 48(4): p. 933-951.
33. Cramer, H., et al., A systematic review and meta-analysis of yoga for low back pain. Clin J Pain, 2013. 29(5): p. 450-60.
34. Hendriks, T., de Jong, J., and Cramer, H., The Effects of Yoga on Positive Mental Health Among Healthy Adults: A Systematic Review and Meta-Analysis. J Altern Complement Med, 2017. 23(7): p. 505-517.
35. Luu, K. and Hall, P.A., Hatha Yoga and Executive Function: A Systematic Review. J Altern Complement Med, 2016. 22(2): p. 125-33.

36. Wang, C., et al., Tai Chi on psychological well-being: systematic review and meta-analysis. BMC Complement Altern Med, 2010. 10: p. 23.
37. Wu, Y., et al., The effects of Tai Chi exercise on cognitive function in older adults: A meta-analysis. Journal of Sport and Health Science, 2013. 2.
38. Villemure, C., et al., Insular cortex mediates increased pain tolerance in yoga practitioners. Cereb Cortex, 2014. 24(10): p. 2732-40.
39. Villemure, C., et al., Neuroprotective effects of yoga practice: age-, experience-, and frequency-dependent plasticity. Front Hum Neurosci, 2015. 9: p. 281.
40. Dodich, A., et al., Short-term Sahaja Yoga meditation training modulates brain structure and spontaneous activity in the executive control network. Brain Behav, 2019. 9(1): p. e01159.
41. Yue, C., et al., Regular Tai Chi Practice Is Associated With Improved Memory as Well as Structural and Functional Alterations of the Hippocampus in the Elderly. Front Aging Neurosci, 2020. 12: p. 586770.
42. Cui, L., et al., Tai Chi Chuan vs General Aerobic Exercise in Brain Plasticity: A Multimodal MRI Study. Sci Rep, 2019. 9(1): p. 17264.

第4章

脳に良い環境ってどんなところ?

住環境や大気環境が脳に与える影響とは

本章では脳と関連する周囲の環境について紹介します。認知症予防における大事な要素に社会資本があり、これは①周囲の人との関わり、②公共政策を含む社会支援、③趣味など何らかのコミュニティ活動への参加、から成り立っています。

また、自然が脳やストレス対策に良いことは実感として知っている方も多いと思いますが、学術研究でも脳に良い影響を与えることが報告されています。他にも、統合失調症など精神疾患の発症リスクが都市と農村部で異なることが知られており、自然や都市生活が脳に与える影響について紹介します。

近年、ニューロアーキテクチャーという建築物などが脳に与える影響を研究する分野があり、その影響から建築物のデザインを考えるといったことが考えられています。このような点を踏まえ、住環境や大気環境が脳に与える影響について紹介したいと思います。

本テーマの環境は、運動のように特定の行為を行っている時間だけでなく、長い時間をかけて知らずしらずの内に脳に良い影響も悪い影響も与えます。環境を変えることは容易ではありませんが、**どのような環境が脳に良いか悪いかを知り、自身の身の回りの環境について考える**ことから始めてみてください。

また、良い環境か悪い環境かというのは個人の好みなどによっても変わってきます。研究の種類によっては、論文などで記載されている結果というのは、あくまで全体として見た時に統計的に違いがあったということで、個人個人に当てはまるとは限りません。

例えば、散らかった部屋と整理整頓された部屋で創造性テスト（企業が製造するピンポン玉の新しい使い道について、上限で10個までのアイデアを出すテスト）を行った研究では、散らかった部屋のほうが創造性テストの点が高かったという報告があります[1]（また、部屋にいた後にチョコレートバーまたはリンゴのどちらを選んで食べるか調査を行ったところ、整理整頓された部屋にいた人のほうがリンゴを選ぶ傾向があり、健康行動が促進されることが報告されています)。

この結果はあくまで、散らかった部屋のほうが創造性テストの平均点が高かったという結果で、人によっては整理整頓された部屋のほうが点数が高くなる場合も十分あり得ます。想像力を発揮するために、部屋を散らかったままにするのか、ということは研究内容だけから決められることではなく、自身に合うか合わないかを考えながらライフスタイルに取り入れるか判断する必要があります。

友だちが増えると脳は大きくなる

グループ活動やイベントへの参加、家族や友人との社会的な交流が脳を含めた健康に大事というイメージを持っている方は多いと思いますが、学術的にも多くの研究が社会的な交流の大事さを支持しています。例えば、39個の研究をまとめたシステマティックレビューにおいても、活発な社会的活動や繋がり、社会的支援へのアクセス体制の整備がより良い認知機能と関係することが報告されています[2]。

また、日本において軽度認知障害を対象に認知機能が回復した人と回復しなかった人を調査した研究では、回復した人には①地域のミーティングに参加する、②文化的な習い事をする、③趣味や運動の活動に参加する、といった特徴があったことが報告されています（社会活動以外の要素を紹介すると、他には自分で車を運転する、地図を使って知らない土地へ行く、新聞や本を読むといった特徴が回復した人に多いことが報告されています）。

MRIを用いた研究もいくつか行われています。最近の報告では社会的な繫がりと脳容積の関係は乏しいとする研究もありますが[3]、いくつかの研究で社会的な繫がりが大きいほど、扁桃体や前頭前野の脳容積が大きいことが報告されています[4]。正確には、社会的な繫がりと脳容積に正の相関があるということです。

この結果の解釈の仕方として、①社会的な繫がりが脳を良好に形成し、脳容積が大きくなった、②元々脳容積が大きく、社会的交流などに上手く対処できるために、社会的な繋がりが大きくなった、という2通りの考え方ができます。

つまり、後者であれば、これから社会的な交流を増やしても、脳への良好な影響は乏しいかもしれないということです。この点に迫るシンプルな方法は、社会的な繋がりが変わった時に脳がどのように変わるかを計測することです。人でなく、サルの研究なのですが、サルが過ごす群れが変わった時に脳がどう変わるか？　ということを調査した研究では、サルがより大きな群れで過ごすようになると、社会活動と関わる脳部位が大きくなることが報告されています[5]。

また、人を対象とした研究でも**社会的な繋がりを持つことが脳を大きくする**ことが報告されています。60歳以上の高齢者120人を対象に、①社会的活動の開始：近隣のコミュニティセンターにて週3回、1時間のミーティングを行う、②太極拳の開始：公園または近隣のジムで週3回、50分間のトレーニングを行う、③有酸素運動の開始：公園で週3回、50分間のウォーキングを行う、④新しい取り組みを行わない対照群の４グループに分けて、取り組み開始前と開始10ヶ月後に脳ＭＲＩ検査を行ったところ、①社会的活動と、②太極拳の開始後に脳容積が増加したことが報告されています。

話は変わりますが、社会的な繋がりをソーシャルネットワーキングサービス（ＳＮＳ）を通じて持っている場合の研究もあります。平均年齢20歳代の若者を対象として、フェイスブック（ＳＮＳ）で繋がっている人の数が多かったり、**よく使っている人ほど灰白質の容積が大きい、密度が高いといったことが報告されています**[6]。ＳＮＳに関しては、悪影響も報告されていますが、使い方によっては非常に有用なツールになり得るようです。

社会的な繋がりは今回紹介した認知機能や脳容積の大きさ・脳萎縮だけでなく、死亡率とも関係してきます[7]。何らかの形で社会的な繋がりを保ち続けることが、健康脳には大事です。

社会的な繋がりによる脳への好影響は科学的にも実証されている

PM2・5は脳にも影響？

2010年代の前半から大気汚染の指標としてPM2・5が話題に上がるようになり、一部の自治体では予測情報を提供しています。PM2・5は大気中に含まれる2・5μm以下の微粒子物質で、非常に小さいために肺の奥まで入りやすく、呼吸器や循環器系への影響が懸念されています。このPM2・5にさらされること（専門用語で「曝露」と呼ばれます）は脳にも影響し、**脳梗塞だけでなく、認知症やパーキンソン病、自閉症などの発症とも関係する**ことがメタアナリシスにて報告されています[8]。

この報告ではＰＭ２・５が10μg／㎥増えるごと（24時間・1日平均での話と思われますが、詳細は不明でした）に、認知症が１・１６倍（アルツハイマー型認知症にいたっては３・２６倍）、自閉症スペクトラムが１・６８倍、パーキンソン病が１・３４倍になるという結果を出しています。日本のＰＭ２・５の環境基準は1年平均15μg／㎥かつ1日平均35μg／㎥となっており、この報告でリスクが増加する基準の10μg／㎥は実際に曝露する可能性のある濃度です。

また、ＰＭ２・５の曝露は**脳の萎縮との関連も示唆**されています。１３６５人の高齢女性（71・9歳）を対象にＰＭ２・５の３年間曝露平均と脳の灰白質や白質の関係を調査したところ、ＰＭ２・５の曝露濃度と様々な脳部位の灰白質や白質容積との間には負の相関が示されています。

つまり、**ＰＭ２・５の曝露濃度が高いほど、灰白質や白質容積は少なく、長期的なＰＭ２・５への曝露が脳の萎縮を引き起こす可能性**が示唆されています[9]。

脳の灰白質容積とＰＭ２・５および騒音の関係を調査した９５８人の研究では、

騒音と灰白質容積に有意な関係性は認めなかった一方で、**ＰＭ２・５の曝露がアルツハイマー型認知症で障害される脳部位の容積減少に関係があった**ことが報告されています[10]。

また、８歳から12歳の子供２６３人を対象とした研究では、大気汚染に曝露されることと脳容積には関係がなかったのですが、ディフォルトモードネットワークという安静時の脳活動が低下していたことが報告されています[11]。このディフォルトモードネットワークは、例えば認知症やうつ病、統合失調症など様々な疾患において障害される脳内活動になります。

これらの報告からは、**ＰＭ２・５を含む大気汚染は実際に曝露する程度でも認知症や脳萎縮のリスクとなり得る**ようです。とてもインパクトのある結果ですが、ＰＭ２・５の濃度が異なる地域、国を比較した研究のため、ＰＭ２・５以外の要素（例えば衛生環境や食習慣など）も異なり、今回紹介した疾患のリスク上昇や脳萎縮が必ずしもＰＭ２・５だけの影響とは限らない可能性は考えられます。

PM2・5への対策としては、高性能のマスクや濃度が高い日（日本気象協会や自治体などが予測や実測値を情報として提供しています）には外出を避けるといったことが言われていますが、社会的な大気汚染問題を個人で対策して曝露量を減らすことは容易ではありません。

一方で、PM2・5は調理（焼き物や揚げ物など）や蚊取り線香、ろうそく、タバコ、燃料を燃やすヒーターなど家庭内でも発生します。愛知県衛生研究所が公開している室内のPM2・5に関する調査では、屋外よりも屋内のほうがPM2・5が高くなる時間帯があることを報告しています。

また、中国で行われた研究では、線香を屋内で焚く習慣のある人は認知機能が低く、ディフォルトモードネットワークの活動が低下していたことが報告されています[12]。

まだ研究自体の数も多くなく、屋内で線香を焚くことをやめるべきというほどの根拠にはなりませんが、個人で行える対策として、屋内で煙が発生するような時には換気をしっかり行う、線香などの煙を吸い込まない、といったことも気をつけたほうが良いと考えます。

ＰＭ２・５を含む大気汚染は認知症や脳萎縮のリスクとなり得る。屋内の換気、煙を吸い込まない、といったことに気をつけよう

都市生活と自然環境のメリットとデメリット

都市部と田舎における生活はそれぞれ良い面と悪い面が思い浮かぶと思いますが、健康面に関しても良い面と悪い面があります。**都市生活の有害な面である人口の密集に伴うストレスや大気汚染、騒音、事故・暴力リスクなどによって、脳と関連するうつ病・気分障害や統合失調症のリスクが高まる**と考えられています[13]。他にも、潰瘍性大腸炎やクローン病などの炎症性腸疾患との関連や心血管疾患のリスクが高まるといったことも報告されています[14]。

また、脳ＭＲＩを使った研究では、18歳から60歳までの２９０人を対象として、**15歳までの都市生活が長いほど、前頭前野の容積が少なかった**ことが報告されています[15]。

一方で、**都市部は医療設備へのアクセスが良く、台湾で行われた都市部と農村部の健康状態の調査では、都市部の住人は健康面に関する生活の質が高い**ことが報告されています[16]。また、メキシコにて行われた都市と田舎の50歳以上の住民の調査では、都市住民のほうが認知機能が高いといったことが報告されています[17]。

このように都市生活には、**メリットがある一方で、うつ病・気分障害といった精神疾患のリスクが高まるなどのデメリットもあります。**このデメリットを減らす方法としては、鉢植えの植物や郊外の公園をはじめとした自然に積極的に触れることがあります。自然に触れることの大切さは、わざわざ書籍で解説するようなものではないかもしれませんが、自然に触れることで認知機能や想像力、創造性が向上する[18]、学校の成績が向上する[19]、ワーキングメモリが向上する[20]、ストレスからの早期回復が見込める[21]、といったことが考えられています。

脳MRI研究では、**人生の中で自然に触れている時間が長かった人ほど、感情を制御する前頭前野や運動を司る運動野を含む脳容積が大きかった**ことが報告されています[22]。

また、20歳代の健常な人を対象として、**自然に触れた状態で90分間のウォーキングを行ったところ、ネガティブな気持ちと関連する脳部位の活動性が低下**し、都市部で90分間のウォーキングを行った場合には同じ脳部位の活動に変化がみられなかったことが報告されています[23]。

どれほど自然に触れれば良いかという具体的な基準はありませんが、都市の中では少しでも自然に触れる機会を積極的に持つことが、健康脳に大事と考えます。

また、子供時代に自然に触れることは、脳の形成に良い影響を与えると考えられています。

都市の中で自然に触れる機会を持つことは健康脳にも大事なこと

脳を活性化させる建築と住宅環境

近年は、建築物や部屋のインテリアが脳に与える影響を脳波計やＭＲＩで調査する研究が徐々に進んできています。例えば、天井の高いもしくは低い部屋、開放的または閉鎖的な部屋の写真を見た時の脳活動を脳機能ＭＲＩで評価したところ、天井が高い部屋を見た時は空間探索に関連する脳部位が活性化される、閉鎖的な部屋を見た時は（部屋からの退出を決定するため）意思決定に関する脳部位が活性化されるといった報告[24]や、バーチャルリアリティ（VR）空間において、建築物内を歩行した時に建築物が曲線的か直線的かによって、脳波の活動が異なるといった報告があります[25]。

他には、赤い色が多い環境では細かいことを処理する能力が向上し、青色が多い環境では創造的な思考が促進される[26]、緑や自然環境を建物内に準備することで、気分を落ち着かせたり、ワーキングメモリの向上効果、ストレスからの回復促進などが期待できると考えられています[27]。

このように建築物が脳に与える影響から、部屋のインテリアや構造を決めるという考え方があります。学習環境についてもいくつかの研究があり、教室の窓の配置や部屋の広さの影響[28]、室温と騒音と明るさの3要素の組み合わせの影響[29]などが調査されています。窓の配置や部屋の広さの研究では、認知機能テストを行っている時の脳波活動に違いが見られたものの、認知機能課題の結果にまでは違いが見られず、具体的にどのような配置が認知機能に良好な影響を与えるかまでは判明していません。

室温と騒音と明るさの研究では、注意（ヒトの認知機能の一つで、身の回りの様々な情報の中から、必要な情報だけを意識し、必要のない情報には意識を向けない機能です）に関しては室温の低い部屋（17℃）、記憶に関しては室温の高い部屋（27℃）で学習効率が向上すると報告されています。

実際の学習には注意、記憶の組み合わせが大事なため、学習全般に対して一概にどのような環境設定が望ましいかまではわかっていません。また、学習環境のデザインが注意と記憶に与える影響を調査したシステマティックレビューでは、個々の研究における調査手法が異なっており、研究結果の再現性については検証が難しいことが述べられています[30]。

現状、**脳の健康に向けて活用できそうな知見としては、室内に観葉植物など自然の要素を配してインテリアとして楽しむ**といったことになると思います。また、本項目で紹介した天井の高さは、部屋が美しいと感じるかといったこととも関連して特定の脳部位が活性化しており、自分が美しいと思う、好きだと思う部屋作りを楽しむことも良い影響があると考えています。まだまだ十分な知見が集まっていませんが、近年注目されている分野のため、次第に面白い研究結果が増えてくることが期待されます。

インテリアを楽しむことも健康脳への一歩

1. Vohs, K.D., Redden, J.P., and Rahinel, R., Physical order produces healthy choices, generosity, and conventionality, whereas disorder produces creativity. Psychol Sci, 2013. 24(9): p. 1860-7.
2. Kelly, M.E., et al., The impact of social activities, social networks, social support and social relationships on the cognitive functioning of healthy older adults: a systematic review. Syst Rev, 2017. 6(1): p. 259.
3. Lin, C., et al., No strong evidence that social network index is associated with gray matter volume from a data-driven investigation. Cortex, 2020. 125: p. 307-317.
4. Lewis, P.A., et al., Ventromedial prefrontal volume predicts understanding of others and social network size. Neuroimage, 2011. 57(4): p. 1624-9.
5. Sallet, J., et al., Social network size affects neural circuits in macaques. Science, 2011. 334(6056): p. 697-700.
6. Turel, O., et al., Social networking sites use and the morphology of a social-semantic brain network. Soc Neurosci, 2018. 13(5): p. 628-636.
7. Litwin, H. and Shiovitz-Ezra, S., Network type and mortality risk in later life. Gerontologist, 2006. 46(6): p. 735-43.
8. Fu, P., et al., The association between PM(2.5) exposure and neurological disorders: A systematic review and meta-analysis. Sci Total Environ, 2019. 655: p. 1240-1248.
9. Casanova, R., et al., A Voxel-Based Morphometry Study Reveals Local Brain Structural Alterations Associated with Ambient Fine Particles in Older Women. Front Hum Neurosci,

2016. 10: p. 495.
10. Crous-Bou, M., et al., Impact of urban environmental exposures on cognitive performance and brain structure of healthy individuals at risk for Alzheimer's dementia. Environ Int, 2020. 138: p. 105546.
11. Pujol, J., et al., Traffic pollution exposure is associated with altered brain connectivity in school children. Neuroimage, 2016. 129: p. 175-184.
12. Wong, A., et al., Indoor incense burning impacts cognitive functions and brain functional connectivity in community older adults. Sci Rep, 2020. 10(1): p. 7090.
13. Gruebner, O., et al., Cities and Mental Health. Dtsch Arztebl Int, 2017. 114(8): p. 121-127.
14. Zuo, T., et al., Urbanization and the gut microbiota in health and inflammatory bowel disease. Nat Rev Gastroenterol Hepatol, 2018. 15(7): p. 440-452.
15. Lammeyer, S., et al., Evidence of brain network aberration in healthy subjects with urban upbringing - A multimodal DTI and VBM study. Schizophr Res, 2019. 208: p. 133-137.
16. Tsai, S.Y., et al., Health-related quality of life among urban, rural, and island community elderly in Taiwan. J Formos Med Assoc, 2004. 103(3): p. 196-204.
17. Saenz, J.L., et al., Cognition and Context: Rural-Urban Differences in Cognitive Aging Among Older Mexican Adults. J Aging Health, 2018. 30(6): p. 965-986.
18. Bratman, G.N., et al., The benefits of nature experience: Improved affect and cognition. Landscape and Urban Planning, 2015. 138: p. 41-50.
19. Dadvand, P., et al., Green spaces and cognitive development in primary schoolchildren.

Proc Natl Acad Sci U S A, 2015. 112(26): p. 7937-42.
20. Bowler, D.E., et al., A systematic review of evidence for the added benefits to health of exposure to natural environments. BMC Public Health, 2010. 10: p. 456.
21. Alvarsson, J.J., Wiens, S., and Nilsson, M.E., Stress recovery during exposure to nature sound and environmental noise. Int J Environ Res Public Health, 2010. 7(3): p. 1036-46.
22. Dadvand, P., et al., The Association between Lifelong Greenspace Exposure and 3-Dimensional Brain Magnetic Resonance Imaging in Barcelona Schoolchildren. Environ Health Perspect, 2018. 126(2): p. 027012.
23. Bratman, G.N., et al., Nature experience reduces rumination and subgenual prefrontal cortex activation. Proc Natl Acad Sci U S A, 2015. 112(28): p. 8567-72.
24. Vartanian, O., et al., Architectural design and the brain: Effects of ceiling height and perceived enclosure on beauty judgments and approach-avoidance decisions. Journal of Environmental Psychology, 2015. 41: p. 10-18.
25. Banaei, M., et al., Walking through Architectural Spaces: The Impact of Interior Forms on Human Brain Dynamics. Front Hum Neurosci, 2017. 11: p. 477.
26. Mehta, R. and Zhu, R.J., Blue or red? Exploring the effect of color on cognitive task performances. Science, 2009. 323(5918): p. 1226-9.
27. Coburn, A., Vartanian, O., and Chatterjee, A., Buildings, Beauty, and the Brain: A Neuroscience of Architectural Experience. J Cogn Neurosci, 2017. 29(9): p. 1521-1531.
28. Cruz-Garza, J.G., et al., EEG-based investigation of the impact of room size and window

placement on cognitive performance. Journal of Building Engineering, 2022. 53: p. 104540.

29. Xiong, L., et al., Impact of Indoor Physical Environment on Learning Efficiency in Different Types of Tasks: A 3 × 4 × 3 Full Factorial Design Analysis. Int J Environ Res Public Health, 2018. 15(6).

30. Llorens-Gámez, M., et al., The impact of the design of learning spaces on attention and memory from a neuroarchitectural approach: A systematic review. Frontiers of Architectural Research, 2022. 11(3): p. 542-560.

第5章

学習・脳トレで脳を活性化させよう！

学ぶことで脳が変わる

本章では、学校での勉強や音楽などの学習による脳の変化、脳トレの効果について紹介します。

２０００年以降、ＭＲＩを使うことで、何らかを学んだ時に脳の変化が想定されていたよりも大きく生じることがわかってきました。以前はシナプスなど電子顕微鏡で観察しないとわからない変化と考えられていたのが、ＭＲＩで計測した脳の容積レベルでも変化することがわかり、学校教育の項目で紹介する医学生のテスト勉強では、３ヶ月の期間で特定の脳部位が２％、３％といったレベルで容積が変化したことが報告されています[1]。

また、この脳の変化は早い段階から生じることがわかってきています。例えば、虹の色の数は民族によって異なり、日本では７色と認識されていますが、イギリスでは６色、中国では５色、民族によっては３色や２色とされており、これは色に対する認識や色を表す言葉が存在するかが、文化によって異なるためと考えられます。

この、色の認識を増やした時の脳の変化を調査した研究があり、緑と青の4種類の中間色（ターコイズグリーン、ターコイズブルーなど）の言葉を学び、これらの細かな色合いの違いを区別できるようにトレーニングを行い、実際に色合いが区別できるようになったところ、視覚野という視覚情報を認識する脳領域の容積がたった2時間のトレーニングにもかかわらず増加していたことが報告されています[2]。

第1章の繰り返しになりますが、この学ぶことで脳が変化する、できなかったことができるようになっていくことを知ることが、学習成果だけでなく、健康脳の維持・増進にも大事と考えています。

脳MRI研究で重要視される学校教育

高等教育を中心に学校教育が人生にとって重要であるか否か、数学の虚数や国語の古典など日常生活において使用することのない知識を学ぶことに意義はあるのか、といったことは度々議論になっています。一方で、学校教育全般として見た場合、学校教育を受けていた年数は老年期における認知機能やワーキングメモリ（ワーキングメモリについては63ページを参照）と密接に関わり、**教育年数が短いことはアルツハイマー型認知症のリスク因子である**と考えられています。

教育年数は脳容積や脳萎縮の程度にも強く関わってくるため、MRIを用いて脳の研究を行う場合は、統計解析の際に年齢や性別と併せて、教育年数をグループ間で調整することが一般的となっています。また、アルツハイマー型認知症のリスク因子に関するレビューでは、喫煙や運動不足、糖尿病よりも、教育年数が短いことが最も寄与危険割合が高かったことが報告されています[3]。このレビュー論文では、アルツハイマー型認知症患者のうち、19・1％が教育年数が短いことによって発症したと統計学的に試算されています。

老年期の認知機能に関しては、米国のシカゴにおける60歳以上の2713人の調査で、大学や大学院へ進学し、学校での教育年数が長いほど全般的な認知機能やワーキングメモリ、エピソード記憶（経験した出来事に対する記憶力）が高いことが報告されています[4]。この研究では読書をする、新聞を読む、頭を使うゲームを行う（カードゲームやクロスワード、麻雀）といった知的活動が教育年数と老年期の認知機能の関係に影響することが報告されています（厳密には少し意味が異なりますが、教育年数が短くても知的活動が多いと、教育年数が長い人と同じように老年期の認知機能が高い傾向にあるというような意味合いになります）。

脳容積や脳機能の研究では、教育年数が長いほど、島や前部帯状回といった部位の容積が大きく、認知機能や記憶と関係する前部帯状回と海馬のネットワークが発達していることが報告されています[5]。また、教育年数が長いほど、加齢による脳萎縮が起こりにくい（脳の老化が抑えられる）可能性が示唆されていますが[6]、この加齢による脳萎縮の予防効果については否定的な研究もあります（4422人を対象とした大規模研究で、教育年数が長い人ほど大脳皮質の容積が大きかったものの、加齢による脳萎縮のスピードに違いは見られなかったことが報告されています）[7]。

それ以外には、**教育年数が長いと脳に障害が生じた時にも認知機能が保たれる、つまり予備能が高い**と考えられています。加齢性変化や生活習慣病では慢性虚血性変化や非特異的白質病変と呼ばれる大脳白質の変化が生じ、脳内の情報伝達機能の低下および認知機能低下と関連するのですが、教育年数が長い人はこの大脳白質に障害が生じても、認知機能が保たれる傾向があります[8]。また、約1800人の脳MRIドック受診者を解析した私の研究では、灰白質の萎縮が進行していたとしても、認知機能が低下していない人は教育年数が長いという特徴がありました[9]。

学校のテスト勉強で脳が変化した研究も紹介します。これは医学生38人を対象とした研究で、試験の3ヶ月前と試験の直後および試験3ヶ月後の脳をMRIで調査したところ、試験直後には頭頂葉の一部で灰白質が約2・5％増大し、3ヶ月後にはこの増大が少しだけ元に戻ったという内容になります[1]。また、海馬は試験直後に増大していただけでなく、試験3ヶ月後にさらに増大していたという報告です。一方で、後頭葉の一部は試験後に小さくなっていました。この本では何らかの取り組みを行った後に脳が増大したとする研究を多数紹介していますが、脳の一部が増大する時は引き換えに他の脳部位が小さくなるという現象が生じ、環境や状況に適合するように脳の形が変化すると考えられています。

このように、学校教育は脳に大きな影響を与えます。幼少期や思春期は脳が形成される大事な時期です。近年の脳内ネットワークの研究では、2〜3歳頃の脳内ネットワークが最も複雑で、思春期にかけて次第にそのネットワークが間引かれて、脳内のネットワークが安定してくるといったことも考えられています。このような時期に良い刺激を脳に与えることは、老年期になった時に良い方向へ影響してくると考えられます。学校教育以外にも読書やゲームなどの知的活動、他の章で触れた運動や楽器演奏、自然と触れ合うといったことも大事です。

教育年数が長いと脳に障害が生じた時にも認知機能が保たれやすい

楽器演奏による脳の発達

楽器演奏を脳科学の観点から考えると、楽器を演奏するための運動関連領域だけでなく、楽譜や楽器を見るための視覚関連領域、奏でている音を聞くための聴覚関連領域、楽譜を覚えるための記憶関連領域、さらにはそれらを取りまとめる高次認知機能関連領域など様々な脳領域にまたがる機能を統合的に活用することが求められます。

子供の習い事として人気の楽器演奏ですが、高齢者において楽器演奏が脳の老化を防ぎ、流動性知能やエピソード記憶、注意制御、ワーキングメモリ、感情認識能力といった様々な脳機能を高めることが報告されています[10、11]。

脳MRIの研究では、MRIで脳容積を計測する研究が盛んになってきた初期から音楽家の脳は注目されており、プロの音楽家では楽器演奏の動作に関わる運動野や音を聞き取る聴覚野の灰白質が発達していることが報告されていました[12]。

また、ブリティッシュ交響楽団の音楽家を対象とした研究では、ブローカ野という脳部位が発達しており、発達の程度はオーケストラでの音楽活動年数が長いほど大きいことが報告されています[13]（ブローカ野は言葉を発する運動性言語中枢と考えられ、例えば脳梗塞などでこの部位が障害されると言葉を発することが難しくなるのですが、近年の研究ではさらに細分化した機能があり、音楽家との関連がいくつかの研究で報告されています）。また、オペラ歌手の脳を調査した研究では、右大脳半球の体性感覚野が発達していることが報告されています[13]。

このようなプロの音楽家でなくとも、楽器演奏は脳に良い影響を与えると考えられています。31人の未経験者の青年が30分間のドラム演奏のトレーニングを週3回行ったところ、8週間後に運動の調節機能に関わる小脳の灰白質の増大および白質の情報伝達の向上が見られたと報告されています[14]。

他に興味深い研究としては、熟練の音楽家に見られる脳の発達はトレーニング開始後に比較的早く発達が見られる領域もあれば、発達するまでに長年を要する領域もあり、脳部位により発達するまでのトレーニング期間が異なってくる可能性を示唆した報告があります[15]。

このように、**音楽活動は老年期における広範な脳機能の維持や脳の老化防止効果だけでなく、成長期における脳の良好な発達に効果が期待**できます。楽器の種類による脳への影響の違いを検討した脳MRI研究はなく、興味のあるもの、楽しめるものに取り組むのが良いと思います。オペラ歌手の研究からは楽器演奏だけでなく、歌唱でも効果が期待できます。

少し話は変わりますが、音楽活動の脳MRI研究ではトレーニングを始める時期によって、脳の発達が異なるという研究がいくつか報告されています。例えば、熟達したピアニストの中でも、ピアノを始めた時期が7歳未満か7歳以上かで学習した運動動作の長期記憶に関与する脳部位（被殻）の発達が異なる[16]、先程紹介したオペラ歌手の研究では発話動作の発達が落ち着く14歳より以前にトレーニングを開始したかにより特定の脳部位（体性感覚野）の発達が異なる[13]、といったことが報告されています。

これらの研究で興味深いのは、ピアニストやオペラ歌手の特定の脳部位は晩年に始めたほうが発達しているという点です。ピアニストの研究では7歳未満で始めたほうが利き手ではない指のリズム運動能力が高いことが報告されており、一定の年齢までではないと鍛えることが難しい能力がある一方で、晩年に始めても努力次第では異なる脳部位を発達させ、始める時期が遅かったデメリットを補える可能性があります。

音楽は脳の発達だけでなく、脳機能の維持や老化防止が期待できる！

10年後まで効果が続いた脳トレ

認知症予防というと、脳トレを思い浮かべる方は少なくないと思います。社会で広く受け入れられるようになった脳トレですが、黎明期には「認知症を完全に予防する」、「認知機能障害が改善する」、「注意欠如・多動症（ＡＤＨＤ）が改善する」などの効果を謳った脳トレがあったものの、後に宣伝されているほどの効果は乏しいことがわかり、米国において多額の罰金と利用者への返金を課せられたという事件がありました。また、脳トレの効果に懐疑的な研究者も数多くいました。

その後、多くの検証実験が行われ、複数の研究結果を統合したシステマティックレビューでも脳トレの効果が支持されるようになり、アメリカ国立衛生研究所のメタアナリシスでは認知症の予防について、**脳トレは身体運動と同程度の予防効果を持つ**と考えられています[17]。近年の報告では、トレーニング内容と対応する もしくは近い領域の脳機能が向上するのみでなく、トレーニング内容とは異なる領域の脳機能まで向上する、日常生活で効果が現れるといったことも期待されるようになってきています。ただし、このようなトレーニング内容と異なる領域に効果が現れる学習の移転（far transfer）については、今も定まった見解がありません[18]。

脳トレによる日常生活の変化や認知症対策への効果を期待させる研究に、28

3１人の地域高齢住民（平均年齢74歳）を対象に、それぞれ速度処理トレーニング、推理・論理的思考トレーニング、記憶力トレーニングの脳トレを行う３グループと、脳トレを行わないコントロール群に分けて経過を追った研究があります。

この研究では各グループで60〜75分間のトレーニングを合計10回、5〜6週間かけて行い、その後の経過を追跡しており、ランダムに選んだ約40％の人数に対しては、11ヶ月後と35ヶ月後にそれぞれ4回の追加トレーニングを行っています。

このようなトレーニングを行ったところ、トレーニングに応じた脳機能が直後に上昇した結果が得られています。この鍛えた脳機能は次第に低下していったのですが、記憶能力は5年後まで、速度処理能力と推理・論理的思考能力は少なくとも10年後まで、コントロール群よりも高い状態を保っていました[19]。

文字を書く、歩く、自転車に乗るといった体で覚えた動きは一度覚えたら忘れないという話がありますが、脳のトレーニングに関しても同じように長期間記憶されている可能性があるようです。

この研究の面白いところは、学習の移転として、車の交通事故を減らす、高齢になっても日常の生活動作を行える、といった効果について、長年の経過を追って報告している点です。

まず6年間における車での衝突事故の回数を調査したところ、速度処理トレーニングと推理・論理的思考トレーニングを行ったグループは事故の回数が少なく、最も効果のあった速度処理トレーニンググループでは交通事故を起こす率がおよそ半分になっていたことが報告されています[20]。

次に日常生活動作がどれくらい行えているかということを、買い物や電話の使い方、洗濯、服薬管理などの日常生活動作から調査したところ、いずれかの脳トレを行っていた3つのグループでは40％の人が10年前と比べて日常生活動作レベルが低下していたのに対して、コントロール群では50％の人が低下していました。

また、脳トレの中で日常生活動作低下の予防効果は速度処理が最も大きく、次に推理・論理的思考トレーニング、記憶トレーニングの順番でした[19]。

これらの研究結果が示すのは、**1～2ヶ月の脳トレを行うことで、長い期間にわたって認知機能を向上させる可能性**があること、さらに**交通事故の予防や日常生活の自立を維持する**といった日常生活への効果（学習の移転）が期待できるということです。

この研究のように、脳トレ後の長期効果を追跡した大規模研究は少なく、同じ実験を繰り返した場合に同様の結果が得られるかについては不明ですが、短期間のトレーニングでこのような劇的な結果が得られる可能性があるのであれば、この実験で使用された速度処理トレーニングと類似した脳トレをとりあえず行うというのは一つの方法と思います。

この実験に用いられたトレーニングは「double decision」で検索するとデモビデオがユーチューブなどにあるため、興味がある方は動画をチェックしてみてください。brainHQという月額14＄の脳トレサービスで正式版を使用することもできます。しかし、瞬間的な認識や情報処理能力を必要とするようなトレーニングであれば、内容が異なっていても同じような効果を得られる可能性は十分あると考えています。

脳トレを行うことによる脳の変化もMRI研究にて調査されています。いわゆる認知機能の中には、様々な種類の脳機能が含まれていますが、近年注目されているのがワーキングメモリと呼ばれる脳機能です。ワーキングメモリというのは、情報を一時的に記憶し、処理する能力で、周囲の様々な情報の中から特定の情報を意識し、優先的に処理することに役立ちます（例えば、カフェで読書をする時に本の文字を読むことを優先的に処理し、周囲の人の話し声には耳を傾けない、というように複数の情報に対して優先順位をつけて処理するなど）。

このワーキングメモリの能力を計測するまたは鍛える方法に「Nバック課題」というものがあります（次ページ図参照）。このトレーニングを1回20分未満、週4回のトレーニングを8週間行う前と後に脳の変化を計測し、ワーキングメモ

Nバック課題

2、1、3、7、9、8、6、5、4

Nバック課題は、Nに設定された数の分、前の数字を答える課題です。1バックであれば、「3」の時に1つ前の数字の「1」、「7」の時に「3」と答えます。2バックであれば、「3」の時に2つ前の数字の「2」、「7」の時に「1」と答えていきます。

リと関係しないトレーニングを行ったコントロール群と比較したところ、ワーキングメモリとの関連が示唆されている**脳部位で皮質の容積増加などの変化が見られた**ことが報告されています[21]。

他にも、平均年齢60歳の参加者を対象に「Method of Loci」という記憶方法のトレーニングを8週間行ったところ、島皮質など一部の皮質の厚みが増大し、記憶テストのスコアも上昇したことが報告されています[22]。Method of Loci（Lociはラテン語で「場所」を意味します）という記憶方法は馴染みのある場所に記憶対象を関連付けて覚える方法で、例えば歴史の年号を教室の風景の記憶と関連付けて覚えることで、歴史の年号を視覚化し、空間記憶に用いる脳部位を使って記憶を定着させる方法です。このように**脳トレを行うことで、脳の特定部位が実際に増大する**ことが報告されています。

また、脳トレの軽度認知障害への有効性についても検証されています。**軽度認知障害から認知症へ進行する人の割合は年間5〜10%**であり、一方で**軽度認知障害から健常な認知機能へ戻る人も同程度存在**すると報告されています[23、24]。軽度認知障害はその後に良くなることも悪くなることもあり、認知症を予防する上で大事な時期となります。

この時期に脳トレを積極的に行うことで、認知症への進行をどれだけ食い止めることができるかはまだよくわかっていませんが、軽度認知障害患者においても脳トレを行うことで、全般的な認知機能および注意、ワーキングメモリ、記憶力などの認知機能の向上が期待できることが、過去の論文を統合して解析したメタアナリシスにて報告されています[24]。

本項目で紹介したように脳トレは有効性が徐々に解明されてきています。トレーニング種類別の比較を行っている研究は限られており、脳の健康や認知症予防のために特別有用なトレーニングの種類についてはよくわかっていませんが、先程紹介した10年間の経過を追った研究を参考にすると、記憶トレーニングよりも速度処理トレーニングのほうが日常生活で役立つ可能性があります。

速度処理トレーニングの double decision は実際にデモ動画を見るとわかりますが、非日常的なトレーニングになります。一方で、記憶というのは日常生活において、自然と毎日トレーニングされやすい内容です。もしかすると、日頃ではあり得ないような非日常的な脳トレのほうが、劇的な効果が生まれる可能性があるかもしれません。

近年は有料サービスから無料のスマホアプリまで様々な脳トレが出てきており、玉石混淆の状態ですが、長期効果の検証が不足している現状では何が良いトレーニングで、何が悪いトレーニングかを区別することは困難です。脳トレの選び方の方針としては、他の章の繰り返しになりますが、興味を持てるか？ 楽しめるか？ といったことを基準にしつつ、非日常的なトレーニングにも積極的にチャレンジすることをお勧めします。

1～2ヶ月の脳トレだけでも、長期間にわたって認知機能を向上させる可能性がある！

ゲームによる脳の変化

ゲーム脳という言葉があるように、ゲームは脳に悪いという印象を持っている人は少なくないと思いますが、依存症の話を抜きにしてゲームをプレイする行為だけを取り出して考えた場合、認知機能や脳容積の変化に関してゲームは脳に良い影響を与える可能性が報告されています。

認知機能に関するランダム化比較試験では、コール・オブ・デューティ、メダル・オブ・オナーといった1人称視点のシューティングゲーム（first-person shooter: FPS）を行うことで、標的を素早く見つける空間的注意や頭の中で立体図形を回転させる空間視覚化能力が向上した[25]、シヴィライゼーションやヘイロー・ウォーズ、スタークラフトなどのストラテジーゲームを行うことで、目標を達成するために行動や感情を制御するといった実行機能が向上した[26]といったことが報告されています。

また、ゲームを一定期間プレイすることで得た認知機能の向上はゲームをやめた後も続く可能性が示唆されています。Neuro racer というレースと特定の標識を選択することを組み合わせたマルチタスクのゲームを平均年齢73歳の高齢者が4週間プレイしたところ、脳波計で計測された脳活動が青年に近い若々しいパターンへと移行し、認知機能の向上は6ヶ月後の計測においても残存していたことが報告されています[27]。

ゲームをプレイすることで、脳容積が増大する、脳萎縮が改善するといったことも報告されています。スーパーマリオ64（ファミコン、スーパーファミコンの時の2Dではなく、3D空間で探索を行えるアクションゲームです）を用いた研究から紹介します。平均24歳の青年48人を対象に、ビデオゲームを始めるグループと始めないグループに振り分け、ビデオゲームを行うグループではスーパーマリオ64を1日30分以上プレイするトレーニングを行い、ゲームを始める前と2ヶ月後に脳MRIを撮像したところ、**海馬や中心前回、小脳で灰白質の容積が増加し、特に海馬と中心前回はゲームをプレイしたいと考えている人ほど容積が増大**していました[28]。

また、55〜75歳を対象にスーパーマリオ64を6ヶ月間プレイする影響を調査した研究でも、海馬と小脳の灰白質容積が増大していたことが報告されています[29]。スーパーマリオ64で鍛えることができると考えられている脳機能の一つに、空間探索能力があります。序章で紹介したロンドンのタクシードライバーにおける海馬の変化も、空間探索能力の変化が影響していると考えられています。

空間探索能力のトレーニングは脳トレにおいて期待されている分野の一つであり、MRI研究では海馬の老化・萎縮を抑える効果が報告されています[30]。3D空間を移動するゲームであれば、全般的に鍛えられると思いますが、近年はVR（Virtual reality）を用いたトレーニングも提唱されています[31]。スーパーマリオ64の他には、テトリスを3ヶ月間行うことで視空間認知に関わる大脳皮質の厚みが増した[32]、コール・オブ・デューティなど市販の複数のFPSゲームを90時間プレイすることで海馬が増大した[33]、といったことも報告されています。

しかしながら、普段ゲームをしない平均年齢20歳代前半の青年を対象に、オンラインロールプレイングゲームを1日1時間以上6週間プレイした研究では、ゲームをプレイすることで、前頭葉の一部で灰白質容積の減少・萎縮の進行が見られたという結果もあります[34]。

このようにゲームを行うことで、**灰白質の増大・脳萎縮の改善や認知機能の向上が期待**され、特にアクションゲームや3D空間を探索するゲームでの効果が多く検証されています。さらに**認知機能向上の効果はゲームをやめた後も持続**すると考えられています。ファミコン時代のスーパーマリオブラザーズから考えると、ゲームの展開が早く、操作も難しくなってきていますが、脳の健康には新しいことを始める、新しいことにチャレンジすることも大事です。普段ゲームをしない方こそ、1～2ヶ月ゲームに取り組んでみることも検討してください。

話は変わりますが、子供にゲームをどれだけ許可するかというのは、子供がいる親にとって悩ましい問題です。研究ベースの調査でも結論を出すことは難しいのですが、判断の上で参考になりそうな研究を紹介します。

平均年齢28歳の62人の青年を対象とした調査では、海馬傍回をはじめ複数の脳部位の容積と人生におけるゲームのプレイ時間に正の相関があり、これまでにゲームをしていた時間の長い人ほど海馬傍回が発達していたことが報告されています[35]。また、2217人の9歳と10歳の子供における大規模調査では、週21時間以上ゲームをしているかを基準に2グループに分けたところ、週21時間以上ゲームをしているグループのほうが脳トレの項目で説明したNバック課題など認知機能関連課題のスコアが良かったことが報告されています[36]。

これらの結果を見ると、**ゲーム自体は脳の形成や認知機能向上に良い影響を与える**ようですが、当然ながら依存症や過剰にプレイする状態になると学業や仕事におけるパフォーマンスが低下します[37〜39]。また、学校の勉強や運動、自然の中で遊ぶといった他の脳に良い活動との比較は行われておらず、ゲームがこれらの一般的に脳に良いと考えられている活動よりも脳に良いかはわかっていません。

脳の形成において、前頭葉は最後に成熟する脳部位であり[40]、10歳代の脳の特徴として前頭葉が成熟過程にあり、成熟した大人よりも脳細胞間の情報伝達を行うシナプスが活発に形成と衰退を繰り返すと考えられています。前頭葉は思考する、判断する、情動をコントロールするといった人の個性に大きく関わる部位であり、人となりを形成する脳領域が成熟する過程であるからこそ、この時期に様々な経験を積む、新しいことに挑戦する、または何かに熱中して取り組むといったことが大事になってきます。そのため、ゲームを含めて本人がやりたいことやチャレンジしたいことに対する過度の規制は望ましくないと考えています。一方で、前頭葉は計画立案や自制、自身が行うことの結果を予測するといった役割も担っており、これらの能力も成熟過程であるからこそ、依存症を防ぐといった親のサポートが必要になってきます。

ゲームを行うことで灰白質の増大や脳萎縮の改善・認知機能の向上が期待できる！

1. Draganski, B., et al., Temporal and spatial dynamics of brain structure changes during extensive learning. J Neurosci, 2006. 26(23): p. 6314-7.
2. Kwok, V., et al., Learning new color names produces rapid increase in gray matter in the intact adult human cortex. Proc Natl Acad Sci U S A, 2011. 108(16): p. 6686-8.
3. Barnes, D.E. and Yaffe, K., The projected effect of risk factor reduction on Alzheimer's disease prevalence. Lancet Neurol, 2011. 10(9): p. 819-28.
4. Zhang, W., et al., Education, Activity Engagement, and Cognitive Function in US Chinese Older Adults. J Am Geriatr Soc, 2019. 67(S3): p. S525-s531.
5. Arenaza-Urquijo, E.M., et al., Relationships between years of education and gray matter volume, metabolism and functional connectivity in healthy elders. Neuroimage, 2013. 83: p. 450-7.
6. Boller, B., et al., Relationships between years of education, regional grey matter volumes, and working memory-related brain activity in healthy older adults. Brain Imaging Behav, 2017. 11(2): p. 304-317.
7. Nyberg, L., et al., Educational attainment does not influence brain aging. Proc Natl Acad Sci U S A, 2021. 118(18).
8. Mortamais, M., et al., Education modulates the impact of white matter lesions on the risk of mild cognitive impairment and dementia. Am J Geriatr Psychiatry, 2014. 22(11): p. 1336-45.
9. Watanabe, K., et al., Grey-matter brain healthcare quotient and cognitive function: A large

cohort study of an MRI brain screening system in Japan. Cortex, 2021. 145: p. 97-104.
10. Sutcliffe, R., Du, K., and Ruffman, T., Music Making and Neuropsychological Aging: A Review. Neurosci Biobehav Rev, 2020. 113: p. 479-491.
11. Schneider, C.E., Hunter, E.G., and Bardach, S.H., Potential Cognitive Benefits From Playing Music Among Cognitively Intact Older Adults: A Scoping Review. J Appl Gerontol, 2019. 38(12): p. 1763-1783.
12. Gaser, C. and Schlaug, G., Gray matter differences between musicians and nonmusicians. Ann N Y Acad Sci, 2003. 999: p. 514-7.
13. Abdul-Kareem, I.A., et al., Increased gray matter volume of left pars opercularis in male orchestral musicians correlate positively with years of musical performance. J Magn Reson Imaging, 2011. 33(1): p. 24-32.
14. Bruchhage, M.M.K., et al., Drum training induces long-term plasticity in the cerebellum and connected cortical thickness. Sci Rep, 2020. 10(1): p. 10116.
15. Groussard, M., et al., The effects of musical practice on structural plasticity: the dynamics of grey matter changes. Brain Cogn, 2014. 90: p. 174-80.
16. Vaquero, L., et al., Structural neuroplasticity in expert pianists depends on the age of musical training onset. Neuroimage, 2016. 126: p. 106-19.
17. Williams, J.W., et al., Preventing Alzheimer's disease and cognitive decline. Evid Rep Technol Assess (Full Rep), 2010(193): p. 1-727.
18. Luis-Ruiz, S., et al., Is cognitive training an effective tool for improving cognitive function

and real-life behaviour in healthy children and adolescents? A systematic review. Neurosci Biobehav Rev, 2020. 116: p. 268-282.
19. Rebok, G.W., et al., Ten-year effects of the advanced cognitive training for independent and vital elderly cognitive training trial on cognition and everyday functioning in older adults. J Am Geriatr Soc, 2014. 62(1): p. 16-24.
20. Ball, K., et al., Cognitive training decreases motor vehicle collision involvement of older drivers. J Am Geriatr Soc, 2010. 58(11): p. 2107-13.
21. Wu, Q., et al., Cortical and subcortical responsiveness to intensive adaptive working memory training: An MRI surface-based analysis. Hum Brain Mapp, 2021. 42(9): p. 2907-2920.
22. Engvig, A., et al., Effects of memory training on cortical thickness in the elderly. Neuroimage, 2010. 52(4): p. 1667-76.
23. Roberts, R.O., et al., Higher risk of progression to dementia in mild cognitive impairment cases who revert to normal. Neurology, 2014. 82(4): p. 317-25.
24. Hill, N.T., et al., Computerized Cognitive Training in Older Adults With Mild Cognitive Impairment or Dementia: A Systematic Review and Meta-Analysis. Am J Psychiatry, 2017. 174(4): p. 329-340.
25. Bavelier, D., et al., Brain plasticity through the life span: learning to learn and action video games. Annu Rev Neurosci, 2012. 35: p. 391-416.
26. Basak, C., et al., Can training in a real-time strategy video game attenuate cognitive decline

in older adults? Psychol Aging, 2008. 23(4): p. 765-77.
27. Anguera, J.A., et al., Video game training enhances cognitive control in older adults. Nature, 2013. 501(7465): p. 97-101.
28. Kühn, S., et al., Playing Super Mario induces structural brain plasticity: gray matter changes resulting from training with a commercial video game. Mol Psychiatry, 2014. 19(2): p. 265-71.
29. West, G.L., et al., Playing Super Mario 64 increases hippocampal grey matter in older adults. PLoS One, 2017. 12(12): p. e0187779.
30. Lövdén, M., et al., Spatial navigation training protects the hippocampus against age-related changes during early and late adulthood. Neurobiol Aging, 2012. 33(3): p. 620.e9-620.e22.
31. McLaren-Gradinaru, M., et al., A Novel Training Program to Improve Human Spatial Orientation: Preliminary Findings. Front Hum Neurosci, 2020. 14: p. 5.
32. Haier, R.J., et al., MRI assessment of cortical thickness and functional activity changes in adolescent girls following three months of practice on a visual-spatial task. BMC Res Notes, 2009. 2: p. 174.
33. West, G.L., et al., Impact of video games on plasticity of the hippocampus. Mol Psychiatry, 2018. 23(7): p. 1566-1574.
34. Zhou, F., et al., Orbitofrontal gray matter deficits as marker of Internet gaming disorder: converging evidence from a cross-sectional and prospective longitudinal design. Addict Biol, 2019. 24(1): p. 100-109.

35. Kühn, S. and Gallinat, J., Amount of lifetime video gaming is positively associated with entorhinal, hippocampal and occipital volume. Mol Psychiatry, 2014. 19(7): p. 842-7.
36. Chaarani, B., et al., Association of Video Gaming With Cognitive Performance Among Children. JAMA Netw Open, 2022. 5(10): p. e2235721.
37. AJ, V.A.N.R., et al., The (co-)occurrence of problematic video gaming, substance use, and psychosocial problems in adolescents. J Behav Addict, 2014. 3(3): p. 157-65.
38. Chen, S.Y. and Tzeng, J.Y., College female and male heavy internet users' profiles of practices and their academic grades and psychosocial adjustment. Cyberpsychol Behav Soc Netw, 2010. 13(3): p. 257-62.
39. Jeromin, F., Nyenhuis, N., and Barke, A., Attentional bias in excessive Internet gamers: Experimental investigations using an addiction Stroop and a visual probe. J Behav Addict, 2016. 5(1): p. 32-40.
40. Gogtay, N., et al., Dynamic mapping of human cortical development during childhood through early adulthood. Proc Natl Acad Sci U S A, 2004. 101(21): p. 8174-9.

第6章 みんなが知りたい脳についての通説のホント

一貫しないコーヒーの影響

コーヒーに含まれるカフェインにより、精神が鋭敏になり、一時的に認知機能、場合によっては身体機能が向上すると考えられています。しかし、カフェインを過剰に摂取した場合には、めまいや嘔気を引き起こす急性カフェイン中毒となり、また慢性カフェイン中毒というように依存状態があります。**コーヒーは嗜好品であり、体に悪いイメージがある方も多いと思いますが、研究ベースで見ると体に良いとする結果は少なくありません。**

例えば、寿命に関する研究では、18万人を対象に平均16年間経過を追った大規模調査で、コーヒーを（デカフェを含めて）毎日1杯飲む人は飲まない人よりも心臓病、脳卒中、がんなどによる死亡率が12%低い、さらに毎日2～3杯飲む人は18%も低かったという結果が報告されています[1]。また、心血管病や2型糖尿病、パーキンソン病のリスク低下とも関連すると報告されています。ただし、カフェインの代謝には個人差があり（お酒に強い人と弱い人がいるように、カフェインにも強い人と弱い人がいます）、カフェインの代謝が遅い人ではコーヒーで心筋梗塞のリスクが上がるといったことも報告されています[2]。

認知機能および認知症とコーヒーの関係も数多くの研究で検証されています。メタアナリシスなど複数の研究をまとめた調査によると、カフェインによる認知症の予防効果があるとする結果もありますが[3]、メタアナリシス10本の研究のまとめ、およびUKバイオバンクの大規模コホート研究の結果では、コーヒーと記憶力など認知機能に関係性は乏しいとされています[4]。また、MRIを用いた研究では、コーヒーの摂取により小さな脳梗塞の頻度は減るものの、海馬が萎縮するという結果がある[5]一方で、高齢者の糖尿病患者を対象とした研究ではコーヒーによる脳の灰白質全体の萎縮予防効果が報告されています[6]。

このように、**認知機能や脳萎縮との関係については、結果が一貫せず、脳の健康を考えた場合に飲んだほうが良いか悪いかということはわかっていません。**しかし、今回の調査結果からは、コーヒーを飲む人にとっては、少なくとも脳の健康のためには絶対やめる必要があるといったものではないことがわかります。コーヒーは遺伝子の違いなど**カフェインの代謝に個人差があり、体に合うか合わないかを自身で判断しつつ、楽しむことが大事になります。**また、嗅覚に関するトレーニングを行うことで、嗅球など脳容積が増加するため[7]、飲む場合には香りや味わいをしっかりと感じることが脳の健康に繋がるかもしれません。

コーヒー愛好者が脳の健康のためにコーヒーをやめる必要はない

喫煙は脳萎縮を進行させる

ニコチンには神経保護作用が存在することも報告されていますが[8]、喫煙はアルツハイマー型認知症のリスク因子であると考えられています。**糖尿病、高血圧、肥満、短い教育年数、喫煙、うつ病、運動不足の中で、寄与危険割合は喫煙が2番目に高い**ことが報告され、**アルツハイマー型認知症の内、13・9％が喫煙により発症したと統計学的に試算**されています[9]。参考までに、高血圧による発症が5・1％、糖尿病による発症が2・4％、肥満による発症が2・0％と試算されています。

脳MRI研究でも、**喫煙は脳萎縮を進行させる**ことがわかっています。49〜79歳の984人を対象に4年間の脳萎縮の進行を調査した研究で、高血圧や糖尿病など生活習慣病の有無や飲酒状況、喫煙状況、運動の程度を解析したところ、喫煙と運動不足が脳萎縮の進行と最も関連していたことが報告されています[10]。

また、**喫煙は灰白質の萎縮に加えて、白質の情報伝達にも障害**を起こします。私が脳MRIを用いた画像解析の研究を始めた当初に画像解析を行った研究では、19人の喫煙者と18人の非喫煙者の白質の情報伝達を比較したところ、喫煙者グループでは脳梁という左右の脳を繋ぐ白質神経線維が障害されており、1日の喫煙本数が多いほど、白質の情報伝達が低下していました[11]。私の脳画像解析の経験からも喫煙による脳障害は強い印象があり、少人数の研究でも、喫煙による脳障害がわかる場合があります。これらの喫煙による灰白質や白質障害の原因としては、**有害物質による神経毒性や喫煙による血管障害**が考えられています。

加えて、喫煙者における脳の異常として、自己管理と関連する衝動制御や意思決定を担う眼窩前頭皮質の厚みが減少していることが報告されています[12]。喫煙者を調査した結果のため、喫煙の影響によりこの部位が障害されたのか、元々この部位の脳皮質が薄く、自己管理が不得手な人が喫煙常習者になったのかわかっていませんが、**喫煙者では自己管理に関する脳機能が低下している可能性があります。**

このように喫煙では脳が障害されますが、**禁煙により脳障害の進行を抑えることができるほか、喫煙による脳障害も次第に回復する可能性**が示唆されています。

これは非喫煙者と喫煙者、禁煙した人を集めた脳ＭＲＩ研究で、禁煙した人の脳は禁煙後の経過年数が長いほど、非喫煙者の脳の状態に近づくことが報告されています[13]。ただ1日20本の喫煙を30年続けていた場合は、元通りに脳が回復するまでは25年かかると統計学的に試算されており、長い期間を要するようです。

健康脳のために禁煙は取り組むべき要因ですが、本項目で紹介した4年間の脳萎縮の進行を調査した研究では、運動を行うことで喫煙による脳萎縮の進行が抑えられるということが報告されています[10]。必ずしも運動に限った話ではなく、他の脳に良い取り組みを行うことでも、喫煙による脳障害を補える可能性があると考えます。タバコが好きで続けたい方は、他の脳に良い取り組みを積極的に行ってみてください。

健康脳のためには禁煙に取り組むべき！
愛煙家は他の脳に良い取り組みを！

マインドフルネス瞑想は健康脳を育む?

健康的な脳を育むための方法として注目されているものの一つにマインドフルネス瞑想があります。マインドフルネス瞑想は今この瞬間に生じている感覚や感情や思考をありのままに気づくための方法で、伝統的な瞑想法を近代的な心理療法に再編集し、ストレス対策を目的としたマインドフルネスストレス低減法(Mindfulness Based Stress Reduction: MBSR)や、うつ病の再発予防を目的としたマインドフルネス認知療法(Mindfulness Based Cognitive Therapy: MBCT)などが提唱されています。

特にうつ病の再発予防に関して、いくつかのメタアナリシスが実施され、米国精神医学会や英国国立医療技術評価機構においても医学的な治療法として提唱されています[14, 15]。これ以外にも睡眠障害や摂食障害、慢性疼痛などに対する効果も期待されているのですが、2014年のJAMA internal medicine に掲載されたマインドフルネス瞑想プログラムのレビューでは、不安、抑うつ、疼痛の改善効果を認めたものの、睡眠改善や体重コントロール、認知機能の注意力の向上に関するエビデンスは不十分と結論づけられています[16]。また同時に、薬物療法や運動療法を上回るものでもないことが報告されています。

マインドフルネス瞑想プログラムとしては、静かに座って自然に生じている呼吸に注意を向けたり身体の感覚を観察したり、ヨガのポーズをして身体の筋緊張を観察したり、歩きながら身体の動きを観察したりすることを組み合わせて、1日45分程度行うといったものがあります。

認知機能に対する効果としては、加齢による認知機能低下の予防や注意、記憶、実行機能、処理速度など認知機能の向上が期待されています[17、18]。先程紹介したメタアナリシスや後に行われたレビューを含め、研究数や症例数が少ないといった問題点が指摘されており、ランダム化比較試験でもマインドフルネス瞑想プログラムを行うことで、認知機能の向上を認めた研究と認めなかった研究が混在していますが、**大規模かつ長期の経過を追った研究では認知機能への良好な影響が期待できる結果が報告されています**[19]。

この研究では、65歳の高齢者137人を瞑想トレーニング群、トレーニングを行わないコントロール群、加えて他のトレーニングとして母国語ではない語学学習を行うアクティブコントロール群の3群に振り分け、18ヶ月後の認知機能の変化を計測しています。瞑想トレーニングおよび語学学習では、5時間の集中的な練習と毎週1回2時間のグループ講習、毎日20分以上の家での自己トレーニングを行っています。結果、瞑想トレーニングでは語学学習よりも、注意制御や社会感情能力（感情を制御し、対立に上手く対処することで特定のタスクを達成するといった能力です）、自己認識能力が向上したことが報告されています。

脳MRIを用いた研究では、瞑想を日頃から行っている熟練者では島皮質や海馬、帯状回、前頭葉など様々な脳部位が発達していることがメタアナリシスやシステマティックレビューにて報告されています[20、21]。熟練の程度は研究によって異なってきますが、例えば瞑想実践者の30〜70歳（平均年齢53歳）22人が瞑想を行っていない22人よりも海馬と前頭葉の灰白質容積が大きかったとする報告では、瞑想の実践者は5〜46年（平均22年）の瞑想経験があり、59％の実践者は10〜90分の瞑想を毎日行っていました[22]。**瞑想が脳に影響する部位が、加齢による老化が起こりやすい部位のため、瞑想による脳の老化予防も期待**されています。

脳MRIにおける灰白質容積から脳年齢を推測した研究では、瞑想の第一人者のチベット仏教の僧は27歳から41歳にかけてMRIで予測した脳年齢に変化がないことが報告されています[23]。また、脳年齢に与える効果の検証では、50歳時点で7・5歳ほど老化の抑制効果があると試算されています[24]。比較対象として他の項目を紹介しますと、健康であることが70歳代中盤で8歳、音楽家であることが20歳代中盤で4歳ほどの老化の抑制効果があり、一方で糖尿病では60歳代中盤で5年ほど老化が進行するとされており、瞑想は脳の老化を抑える最も効果の高い取り組みの一つである可能性が示唆されています。しかし、瞑想者は健康的な生活を送っている人が多く、この脳の老化抑制は必ずしも瞑想による効果だけでなく、健康であることの効果も影響している可能性は考えられます。

熟練者ではなく、新たに瞑想を始めた場合の脳の変化についてもいくつかのランダム化比較試験が行われています。研究によって結果は様々なのですが、高齢者を対象にクロスワードや数独などの脳トレを行った72人と瞑想トレーニングを行った74人の比較を行い、認知機能の変化と脳機能MRIによる安静時脳活動の変化を調査した研究を紹介します。

この研究では、8週間の経過後に瞑想トレーニング群でのみエピソード記憶や実行機能などの認知機能向上が認められ、認知機能の向上がディフォルトモードネットワークという安静時の脳活動の接続性の向上と関係していたことから、瞑想トレーニングではディフォルトモードネットワークの接続性が向上することが示唆されています[25]。

脳萎縮に対する効果については、少人数の研究において脳萎縮への有効性を示唆する結果もあるのですが[26]、先程紹介した瞑想トレーニングと脳トレの8週間後の変化[25]や、瞑想トレーニングや語学学習、コントロール群の18ヶ月後の変化を調査した研究[19]など大規模なランダム化比較試験では、脳容積の増大や脳萎縮の改善効果は認められていません。脳の萎縮を防ぐためには瞑想に熟練するか、10年間など長期間継続しないと、効果がMRIで確認できないなどの可能性があります。

マインドフルネス瞑想は脳の健康に効果を期待されている方法であり、科学的な検証も進んでいます。特に働いている世代では1日の内に瞑想する時間を40〜50分確保することは容易ではありませんが、歩いている際の体の動きに注目する、食事の際に味を味わう、といったように日常生活で私たちが普段行っていることを一つ一つ意識することも、日常生活にマインドフルネス瞑想の考え方を取り入れる方法になると思います。他に瞑想研究者から教わった方法として、ドアをあける際にドアノブに触れた瞬間の感覚を観察する、といったように瞬間的に瞑想を行うことで、職場において気持ちを切り替える方法もあるそうです。健康の話を抜きにしても、人間本来の感覚を大事にすることは人生において大事ですので、興味のある方はマインドフルネス瞑想について学んでみてください。

マインドフルネス瞑想は健康脳への良好な影響が期待できるものの長期的な検証結果が待たれる

スマートフォン、インターネットの功罪

１９９０年代以降インターネットが普及し、さらにスマートフォンを多くの人が持つようになることで、現代では様々な知識へのアクセスが容易になり、多様

な人との意見交換も行えるようになりました。インターネットやスマートフォンの使用による認知機能への影響については様々な研究結果が報告されており、また、インターネットやスマートフォンの利用により脳や認知機能が変化してきていると考えられています。この変化がデジタルデバイスへの依存症を中心に脳に悪影響を与えているという報告も少なくはないのですが、本当に良いものか悪いものかを判断するには、**20～30年後の認知症の発症率や社会における知能指数の変化を見る必要がある**かもしれません。

インターネットやスマートフォンの利用による脳や認知機能の変化に目を向けると、インターネットで検索が容易に行えることにより、将来必要となる情報を記憶するにあたって、**その情報自体を記憶するよりも、情報が存在する場所を記憶するようになった**[27]、インターネットでの検索に習熟することで、**脳内のネットワーク回路が変化している**[28]、といったことが報告されています。

別の研究では、学んだ情報をデジタルデバイスに記録することで、次に新しく学ぶ情報が記憶しやすくなるという研究結果があり[29]、情報自体までは完全に記憶せずに、**情報が存在する場所だけ覚えておく＝自分の脳内の記憶容量の使用量を減らしておく**、といった現代的な記憶スタイルは以前よりも学習効率が向上している可能性があります。

他には、**スマートフォンを使用しているほど、直感的な思考が増えるが、分析的な思考は少なくなる**[30]、**課題を処理するスピードが速くなるが、正確性が低下している**[31]といったことが報告されています。意外なところでは、**スマートフォンやタブレット端末などタッチスクリーンを用いることで、親指の感覚・運動を司る大脳皮質の電気活動が変化している**といった報告もあります[32]。このようにスマートフォンやインターネットの使用によって、知らずしらずのうちに私たちの認知機能や脳は変化してきているようです。

また、科学者が注目しているスマートフォンの普及による認知機能の影響に、「ながらスマホ」のように何かを行いながらスマートフォンを使用する、複数のアプリを同時に立ち上げ使用するといった、マルチタスクを日常的に行うことの脳への影響があります。

特にテレビ視聴やユーチューブの利用、音楽を流す、ゲームをする、ネットサーフィンをするといったことを同時に行うメディアマルチタスクの研究が進んでおり、これらを同時に行っている人ほど、タスクの切り替えが障害されている[33]、注意が低下している[34]といった報告があり、平均年齢25歳の若者を対象としたMRI研究では、**メディアマルチタスクを行っているほど前部帯状回の灰白質密度が低下**している[35]との結果が出ています。

特に学生においては、**授業中にインターネットやモバイルデバイスによるマルチタスクを行っていると、学業成績や授業効率が低下する**と考えられています[36]。メディアマルチタスクのポジティブな面としては、複数の情報を統合する能力が高まる[37]といったことも報告されているのですが、全体としてはネガティブな報告が目立っています。

近年スマホ認知症といった言葉も提唱されています。実際、インターネット使用時または使用後に実行機能や注意に関する従来の認知機能テストを行うと得点が低下することが知られています。

例えばオンラインショッピングを行う、読書を行う、休憩する、の3つのパターンを15分間行った前後で注意機能を計測した実験では、オンラインショッピングでのみ注意機能が低下していたことが報告されています[38]。これはインターネット上の情報過多やマルチタスクへの対応に脳のリソースが使用され、より深く情報を処理したり、記憶したりするためのリソースが不足するためと考えられています。

この一時的な負荷が将来的な認知症へと繋がるかどうかはよくわかっていませんが、高齢者を対象とした研究結果に目を向けると、スマートフォンやインターネットの適切な利用は将来的な認知症の予防に繋がる可能性が示唆されています。50～89歳の6442人を対象に8年間の経過を追った大規模研究では、**インター**

ネットや電子メールを使用している人は「遅延再生」という覚えた内容を一定時間後に再び思い出す能力に優れている（インターネット／電子メールの使用以外には教育レベルが高いこと、糖尿病でないこと、抑うつ症状が少ないことが要因として挙げられています）ことが報告されています[39]。

また、同じデータベースの研究では、インターネットや電子メールを使用することがウェルビーイングに繋がるという解析結果も報告されています[40]。もちろん高齢者では、認知機能が保たれている人やウェルビーイングが高い人がインターネットを使用していることの影響も少なくはないと思いますが、これらの報告を見ると、インターネットによる情報過多を脳内で処理することは一種の脳トレになっており、トレーニング中または直後で認知機能は低下するが、将来的には認知機能を鍛えている可能性もあるようです。

本項目で紹介したように、スマートフォンやインターネットの脳に与える影響には良い面と悪い面のトレードオフが存在します。スマートフォンやインターネットへの依存は避けるべきですが、スマートフォンやインターネットの利点と欠点を認識して、使用することが大事になります。

例えば、情報量が増える分、一つ一つの知識への理解が浅くなる、分析的な思考が少なくなるといった問題点は、インターネットでの情報検索時に時には立ち止まって考えるといったことで対応できるようにも思います。また、ネットショッピング後に認知機能テストのスコアが低下していることを考えると、仕事や勉強中の気分転換にスマートフォンやインターネットを使うことは、作業効率や勉強効率が低下する可能性があり、避けたほうが良いと考えます。

他には、ついやってしまいがちなメディアマルチタスクは習慣化しないように気をつける必要があります。

スマートフォンやインターネットは、利点と欠点を認識して活用する

1. Park, S.Y., et al., Association of Coffee Consumption With Total and Cause-Specific Mortality Among Nonwhite Populations. Ann Intern Med, 2017. 167(4): p. 228-235.
2. El-Sohemy, A., et al., Coffee, CYP1A2 genotype and risk of myocardial infarction. Genes Nutr, 2007. 2(1): p. 155-6.
3. Santos, C., et al., Caffeine intake and dementia: systematic review and meta-analysis. J Alzheimers Dis, 2010. 20 Suppl 1: p. S187-204.
4. Zhou, A., et al., Habitual coffee consumption and cognitive function: a Mendelian randomization meta-analysis in up to 415,530 participants. Sci Rep, 2018. 8(1): p. 7526.
5. Araújo, L.F., et al., Association of Coffee Consumption with MRI Markers and Cognitive Function: A Population-Based Study. J Alzheimers Dis, 2016. 53(2): p. 451-61.
6. West, R.K., et al., Age Modulates the Association of Caffeine Intake With Cognition and With Gray Matter in Elderly Diabetics. J Gerontol A Biol Sci Med Sci, 2019. 74(5): p. 683-688.
7. Filiz, G., et al., Olfactory bulb volume and cortical thickness evolve during sommelier training. Hum Brain Mapp, 2022. 43(8): p. 2621-2633.
8. Swan, G.E. and Lessov-Schlaggar, C.N., The effects of tobacco smoke and nicotine on cognition and the brain. Neuropsychol Rev, 2007. 17(3): p. 259-73.
9. Barnes, D.E. and Yaffe, K., The projected effect of risk factor reduction on Alzheimer's disease prevalence. Lancet Neurol, 2011. 10(9): p. 819-28.
10. Kim, R.E., et al., Lifestyle-dependent brain change: a longitudinal cohort MRI study.

Neurobiol Aging, 2018. 69: p. 48-57.
11. Umene-Nakano, W., et al., Abnormal white matter integrity in the corpus callosum among smokers: tract-based spatial statistics. PLoS One, 2014. 9(2): p. e87890.
12. Kühn, S., Schubert, F., and Gallinat, J., Reduced thickness of medial orbitofrontal cortex in smokers. Biol Psychiatry, 2010. 68(11): p. 1061-5.
13. Karama, S., et al., Cigarette smoking and thinning of the brain's cortex. Mol Psychiatry, 2015. 20(6): p. 778-85.
14. Crane, R.S. and Kuyken, W., The Implementation of MINDfulness-Based Cognitive Therapy: Learning From the UK Health Service Experience. MINDfulness (N Y), 2013. 4(3): p. 246-254.
15. Van Dam, N.T., et al., MIND the Hype: A Critical Evaluation and Prescriptive Agenda for Research on MINDfulness and Meditation. Perspect Psychol Sci, 2018. 13(1): p. 36-61.
16. Goyal, M., et al., Meditation programs for psychological stress and well-being: a systematic review and meta-analysis. JAMA Intern Med, 2014. 174(3): p. 357-68.
17. Berk, L., van Boxtel, M., and van Os, J., Can MINDfulness-based interventions influence cognitive functioning in older adults? A review and considerations for future research. Aging Ment Health, 2017. 21(11): p. 1113-1120.
18. Gard, T., Hölzel, B.K., and Lazar, S.W., The potential effects of meditation on age-related cognitive decline: a systematic review. Ann N Y Acad Sci, 2014. 1307: p. 89-103.
19. Chételat, G., et al., Effect of an 18-Month Meditation Training on Regional Brain Volume

and Perfusion in Older Adults: The Age-Well Randomized Clinical Trial. JAMA Neurol, 2022.
20. Luders, E. and Kurth, F., The neuroanatomy of long-term meditators. Curr Opin Psychol, 2019. 28: p. 172-178.
21. Fox, K.C., et al., Is meditation associated with altered brain structure? A systematic review and meta-analysis of morphometric neuroimaging in meditation practitioners. Neurosci Biobehav Rev, 2014. 43: p. 48-73.
22. Luders, E., et al., The underlying anatomical correlates of long-term meditation: larger hippocampal and frontal volumes of gray matter. Neuroimage, 2009. 45(3): p. 672-8.
23. Adluru, N., et al., BrainAGE and regional volumetric analysis of a Buddhist monk: a longitudinal MRI case study. Neurocase, 2020. 26(2): p. 79-90.
24. Franke, K. and Gaser, C., Ten Years of BrainAGE as a Neuroimaging Biomarker of Brain Aging: What Insights Have We Gained? Front Neurol, 2019. 10: p. 789.
25. Sevinc, G., et al., MINDfulness Training Improves Cognition and Strengthens Intrinsic Connectivity Between the Hippocampus and Posteromedial Cortex in Healthy Older Adults. Front Aging Neurosci, 2021. 13: p. 702796.
26. Wells, R.E., et al., Meditation's impact on default mode network and hippocampus in mild cognitive impairment: a pilot study. Neurosci Lett, 2013. 556: p. 15-9.
27. Sparrow, B., Liu, J., and Wegner, D.M., Google effects on memory: cognitive consequences of having information at our fingertips. Science, 2011. 333(6043): p. 776-8.

28. Liu, X., et al., Internet Search Alters Intra- and Inter-regional Synchronization in the Temporal Gyrus. Front Psychol, 2018. 9: p. 260.
29. Storm, B.C. and Stone, S.M., Saving-enhanced memory: the benefits of saving on the learning and remembering of new information. Psychol Sci, 2015. 26(2): p. 182-8.
30. Barr, N., et al., The brain in your pocket: Evidence that Smartphones are used to supplant thinking. Comput. Hum. Behav., 2015. 48: p. 473-480.
31. Abramson, M.J., et al., Mobile telephone use is associated with changes in cognitive function in young adolescents. Bioelectromagnetics, 2009. 30(8): p. 678-86.
32. Gindrat, A.D., et al., Use-dependent cortical processing from fingertips in touchscreen phone users. Curr Biol, 2015. 25(1): p. 109-16.
33. Ophir, E., Nass, C., and Wagner, A.D., Cognitive control in media multitaskers. Proc Natl Acad Sci U S A, 2009. 106(37): p. 15583-7.
34. Moisala, M., et al., Media multitasking is associated with distractibility and increased prefrontal activity in adolescents and young adults. Neuroimage, 2016. 134: p. 113-121.
35. Loh, K.K. and Kanai, R., Higher media multi-tasking activity is associated with smaller gray-matter density in the anterior cingulate cortex. PLoS One, 2014. 9(9): p. e106698.
36. Sana, F., Weston, T., and Cepeda, N.J., Laptop multitasking hinders classroom learning for both users and nearby peers. Computers & Education, 2013. 62: p. 24-31.
37. Lui, K.F. and Wong, A.C., Does media multitasking always hurt? A positive correlation between multitasking and multisensory integration. Psychon Bull Rev, 2012. 19(4): p. 647-

53.
38. Peng, M., et al., Attentional scope is reduced by Internet use: A behavior and ERP study. PLoS One, 2018. 13(6): p. e0198543.
39. Xavier, A.J., et al., English Longitudinal Study of Aging: can Internet/E-mail use reduce cognitive decline? J Gerontol A Biol Sci Med Sci, 2014. 69(9): p. 1117-21.
40. Quintana, D., et al., Internet Use and Psychological Well-Being at Advanced Age: Evidence from the English Longitudinal Study of Aging. Int J Environ Res Public Health, 2018. 15(3).

終章

脳ＭＲＩが導く認知症予防の未来

脳の健康状態を検査できる時代になった

ここまで、脳の健康を目指す上で参考になる知識や方法を紹介してきました。元々、脳MRI画像を用いて脳容積を計測するといった手法は研究目的で行われてきたのですが、近年は脳MRIドックにおいて脳容積計測する取り組みが実際に始まっており、病院で診療に用いているMRIでも脳容積を計測するアプリケーションが登場しています。

実際に自身の脳の健康状態を知りたい場合は検査を行うことが可能となっています。加えて、検査結果を解釈する上で大事になる計測値の信頼性などについて紹介します。また、脳容積を用いた認知症の診断についても解説します。

MRIで計測する脳の健康

近年はMRIで脳を検査することで、脳年齢（脳の加齢性変化が何歳相当か）や脳の健康度を計測することが可能です。色々と方法があるのですが、脳部位ごとに分類せずに灰白質全体の容積というおおまかな値を用いても脳が何歳相当かを推測することが可能です。

次ページの図は、14～64歳の78人を対象に、横軸に年齢、縦軸に灰白質容積を頭蓋内容積で割った値（灰白質／頭蓋内容積比）をプロットした散布図になります。年齢が高くなるほど、灰白質／頭蓋内容積比が低い値をとることがわかります。

この分布から近似直線を引くと、何歳でどれくらいの灰白質／頭蓋内容積比が標準かということがわかり、脳の萎縮が実年齢より老いているか、もしくは若々しいかがわかるというのが基本的な理論です。今回提示したのは、脳全体の灰白

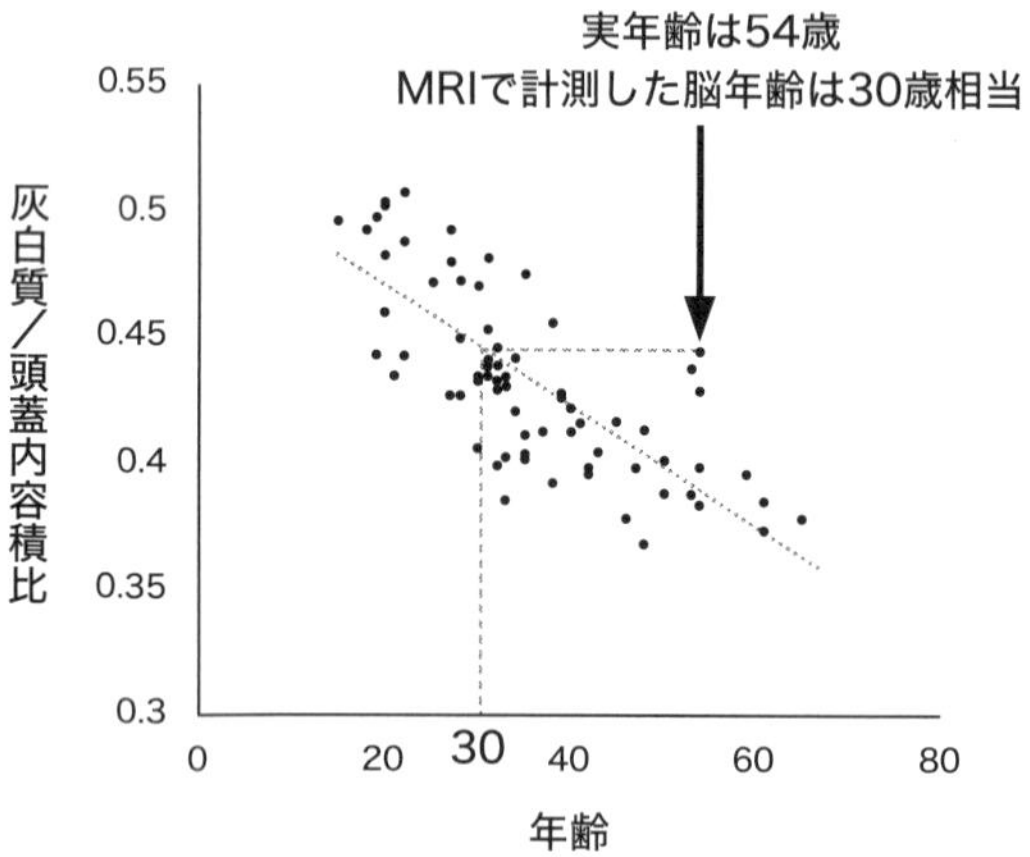

質というおおまかな値ですが、これを海馬や扁桃体など脳部位に分けて、機械学習などＡＩ（人工知能）を用いた解析を行うと、脳ＭＲＩから計測した脳年齢と実年齢の相関係数は０・９５などと非常に高い値となります。

こういった手法は元々、研究用の手法だったのですが、徐々に脳ＭＲＩドックなどでも自分の脳が年齢より若々しいのか調べることができるシステムが導入されてきています。例えば、BHQ (brain healthcare Quotient)、MVision health、Brain Life Imaging などがあります。

脳ＭＲＩドック自体は３〜５万円程度と高額で、気軽には検査を受け難いのですが、良いＭＲＩ機器ともなると、ＭＲＩ機器そのものが１・５〜２億円を超え、毎月の保守点検料が１００〜２００万円、さらにその結果を判定して、生活習慣をアドバイスする医師や看護師、ＭＲＩ機器を運用する放射線技師の人件費、病院設備の維持費用などがかかっていることを考えると、良心的な価格設定なのかもしれません（さらに、ＭＲＩ検査は時間がかかるので、丁寧に検査する病院であれば、ＭＲＩ１台で15人あたりを1日に検査できる上限に設定していたりします）。

脳ＭＲＩドックでは脳萎縮の程度以外にも、脳梗塞や脳出血、動脈瘤といった病気の有無など大事なことがわかるので、興味のある方は検査を受けてみると良いと思います。

アンケートで推定する脳の健康

実際にＭＲＩ検査を行う他には、運動や食事などアンケートから脳の健康を推定する方法があります。これは、脳ＭＲＩデータと生活習慣の情報を含むデータベースで解析を行い、回帰分析などの手法を用いて、生活習慣などのアンケートの回答から脳の健康の予測式を組み立てることで、脳の健康を測定する手法になります。予測精度はデータベースの症例数や測定値の精度によって変わってきますが、脳の健康へ向けた生活習慣を見直す上では、簡易かつ便利なツールです。

実際にＭＲＩで脳の健康度合いを測定し、脳が健康的でない場合には、改善すべき生活習慣を探す必要があるのですが、アンケート形式の場合は具体的な改善点が明確に見えるというメリットがあります。例として、久山町研究では、アンケートから認知症の発症リスクを推定する手法が報告されています[1]。

アンケート内容は高血圧や糖尿病の有無、痩せていないか（ＢＭＩ18・5以上など）、身体活動量が低くないか（1日中座って過ごしていないか）など簡単な指標なのですが、認知症のリスクを知り、どのような点に気をつければ、どれだけ認知症のリスクを減らすことができるかの目安を知ることができます。

MRIによる認知症の診断

ＭＲＩ検査に関して、皆さんが気になる点の一つに、脳の萎縮を見ることで認知症を診断できるか、ということがあると思います。

序章でも触れたように認知症というのは、アルツハイマー型認知症などの**変性認知症**、脳梗塞や脳出血により認知機能が低下した**血管性認知症**に大きく分かれます。その他にも何らかの疾患、例えば**正常圧水頭症**という脳の中心部にある脳室内に水が過剰に溜まった状態や、**慢性硬膜下血腫**という頭蓋内に溜まった血腫により脳が圧迫される病気で認知機能が低下する場合があります。

病院では認知症の疑いがある場合に、CTやMRI検査を行うことがありますが、これは脳梗塞や脳出血、正常圧水頭症、慢性硬膜下血腫が存在しないか、といったことを確認する目的を含んでいます。特に正常圧水頭症や慢性硬膜下血腫は手術により治療できるため、これらの病気を見つけることは大事です。そして、認知機能が低下しているにもかかわらず、CTやMRI検査で脳梗塞などの異常が見つからなかった場合は、アルツハイマー型認知症などの変性認知症の可能性がある、という流れで検査を進めます。

次は、MRIで計測した脳萎縮の程度から変性認知症、中でも一番多い**アルツハイマー型認知症**を診断できるかについて話します。まず、**アルツハイマー型認知症では海馬という記憶に関連する部位を中心とした脳萎縮が見られます。**しかし、これは何十人、何百人とアルツハイマー型認知症の人を集めた場合、その平均として脳萎縮があるという統計学上の話です。

近年はアルツハイマー型認知症における脳萎縮のパターンはバリエーションに

富み、脳萎縮がさほど進行していない場合も稀ではないことがわかってきています。その反対に、**高度の脳萎縮が生じていても、生涯にわたって認知機能が保たれる場合がある**ことも知られています。

この例として、修道女研究（nun study）における報告があります。アメリカの高齢の修道女を対象に、毎年認知機能の調査を行いながら、経過を追った研究で、研究に参加した修道女が死亡した後、解剖を行い脳を実際に調査しています。この研究参加者のシスター、マッテヤは１０４歳で亡くなりましたが、認知機能は良好に保たれており、編み物の仕方を他の人に教えたりしながら、幸せに暮らしていました。

しかし、死後に解剖にて脳を調べたところ、アルツハイマー型認知症の変化が脳に広がっていたことが報告されています[2]。修道女研究では、このような無症状アルツハイマー病（Asymptomatic Alzheimer's disease）が一定数存在し、その人たちは教育レベルが高かったこと[3]や、若い頃の小論文で思慮深かったという特徴があった[4]と報告されています。つまり、**アルツハイマー型認知症の脳の変化があっても、教育レベルが高い人や思慮深い人は認知機能が保たれる傾向があると考えられます**。

このことと類似した結果は、私が行った脳MRIドック受診者1800人のデータ解析でも見られました[5]。この研究では、対象者のうちで脳萎縮が一定以上進行している人を、「進行した脳萎縮かつ認知機能が低下」したグループと「進行した脳萎縮があるが認知機能は正常」のグループに分け、この2グループの比較を行うことで、脳が萎縮しても認知機能を保つ要因を調査しました。年齢や性別のほか、生活習慣病や飲酒歴、喫煙歴、運動習慣など様々な要素を調査したのですが、教育年数のみが統計学的に唯一異なり、脳萎縮が進行しても認知機能が保たれている人は教育年数が長いという特徴があることがわかりました。

このように、アルツハイマー型認知症の病理が存在しても、または脳の萎縮が進行しても認知機能が保たれる人がいます。それゆえ、認知症の診断については、剖検して脳を調べても困難ですし、脳ＭＲＩ検査だけで診断することも難しいと考えています。

認知症の診断にあたっては、まず認知症の経験が豊富な医師の診察を受けることが大事です。ただし、進行したアルツハイマー型認知症患者と健常者を同数程度集めた場合には、脳萎縮の程度からアルツハイマー型認知症を高精度に診断できるとする報告が複数存在しています。

例えば、75歳以上の高齢者20人と、75歳以上のアルツハイマー型認知症患者20人を集めた研究では、脳ＭＲＩによる脳容積・脳萎縮の情報から機械学習・ＡＩでも画像診断の経験が豊富な医師でも正確度90％程度で見分けることができたと報告されています[6]。

MRIによる軽度認知障害の診断

次は、軽度の認知機能低下についてお話しします。**軽度認知障害**というのは、認知機能に低下が見られるものの、日常生活に支障はきたさない状態です。また、それよりも軽度の状態として**主観的記憶障害**があります。これは主観的、つまり自身では物忘れの自覚症状はあるが、客観的な認知機能の低下は見られない状態です。この状態では客観的な所見は見られないため、認知機能テストなどで調べても、自己申告の症状以外には診断の決め手に欠けます。

このような軽度認知障害や主観的記憶障害というのは、その後に認知症へと進行するグループと認知機能の低下があまり進行しないグループに分かれます。場合によっては、軽度の認知機能低下が一時的なもので、認知機能が元に戻る場合もあります。

軽度認知障害と診断された患者さんをＭＲＩでどれだけ見分けることができる

かというと、ほとんど見分けることができません。例えば、認知症を脳ＭＲＩから診断するプログラムコンテストの結果を紹介します。

このコンテストでは、企業や大学の研究室合わせて１００チーム以上が参加し、ＡＤＮＩ（Alzheimer's Disease Neuroimaging Initiative）という世界的にも有名な認知症の脳ＭＲＩデータベースを用いて、アルツハイマー型認知症および軽度認知障害の診断プログラムを作成し、そのプログラムを用いて主催者側が準備したアルツハイマー型認知症１１２名、軽度認知障害１３１名、健常者１４１名の診断をどれだけ正確に行えるかを競いました[7]。

結果は、多くのプログラムにおいて軽度認知障害のうち正しく軽度認知障害と判断した割合（真陽性率）はおおよそ40％前後で、優勝したプログラムですら診断の精度は低かったことが報告されています。正確にはＲＯＣ解析（Receiver Operating Characteristic Curve）という手法で、ＡＵＣ（Area under curve）という値が０・６３でした。ＡＵＣは０〜１・０の間を取り、高いほど正確に診断できるという指標になります。また、0・5は運まかせでランダムに判断した場合の診断能に相当します。

研究によっては、脳MRIで細かな構造の容積や脳溝の深さ、脳回の形成など様々な計測項目を組み合わせることで、かなり正確に軽度認知障害を診断できる（正確度80％以上）という報告もありますが[8]、一部の研究報告に留まっています。

MRIで認知症の未来を予測する

MRIで認知症や軽度認知障害を診断する以外に、将来認知症となるかを予測する[9]、軽度認知障害の患者の中でアルツハイマー型認知症へ何年後に進行するかを予測する[10]、といった未来を予測する研究も近年いくつか報告されており、個人的にも注目している研究分野です。

例えば、756人の軽度認知障害患者の経過を追った研究では、MRIを用いた脳萎縮の情報と認知機能テストの結果から、アルツハイマー型認知症を発症する2〜7年前に正確度80％程度で診断できるということが報告されています[11]。これはデータセットを用いて、後ろ向きに解析した研究のため、他のデータに当てはめた時にどれだけ診断精度が保てるかということは今後の課題ですが、期待の持てる結果です。

アルツハイマー型認知症には生活習慣病や食生活・栄養素など改善することのできるリスク因子があることが判明しており（ただ、厳密にはこれらのリスク因子を改善することで、本当にアルツハイマー型認知症を防ぐことができるかはわかっていません）、これらの予測システムで将来アルツハイマー型認知症の発症リスクが高い場合に、生活習慣の改善に積極的に取り組むチャンスがあるのは、認知症対策への大きな一歩になります。

MRIでバラツキが出る海馬の大きさ

前述の予測システムを実社会に取り入れる上ではいくつか解決する必要のある課題が存在します。例えば、MRIは撮像に用いる機器によって、画像上で脳の色合い・コントラストが異なり（左ページ図）、計測される値が異なってきます。つまり同じ私の脳の海馬であってもA社の機器であれば4500cc、B社の機器であれば4000ccというように計測値が異なります。また、研究によっては、計測される脳の値は個人差による計測値の違いよりも、MRIの撮像条件の違いによる計測値の違いのほうが大きいと報告しています[12]。

さらに複雑なのは、私の脳であればA社のほうが海馬は大きく計測されていたのが、他の脳ではB社のほうが大きく計測されるといったように、MRI機器の違いによる影響には個人差も存在します。この影響を減らすハーモナイゼーション法といった手法の研究も進んでいますが、まだ解決には至っていません。

筆者の脳を異なる撮像機器や撮像条件で撮影した画像で、縦切りの断面図(矢状断像)を提示しています。3つの画像はそれぞれ、脳の色合い・コントラストが異なっています。違いがわかりやすいように、意図的に撮像条件を変更したのではなく、MRIメーカーが推奨している撮像条件で、実際に医療現場でも用いられている画像です。

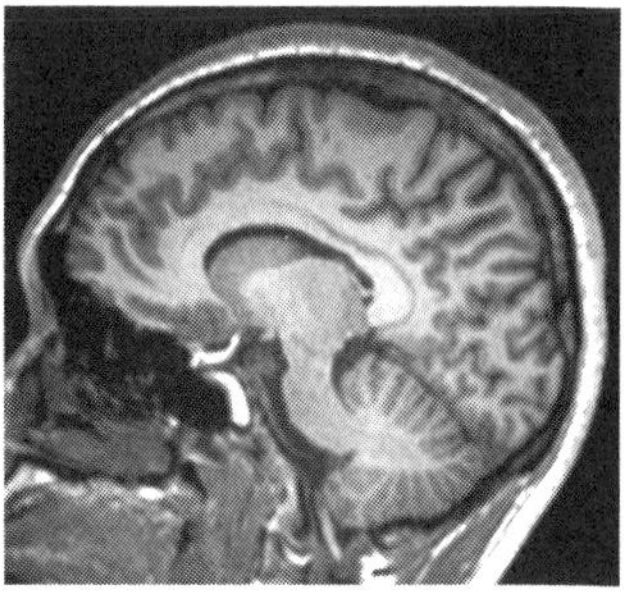

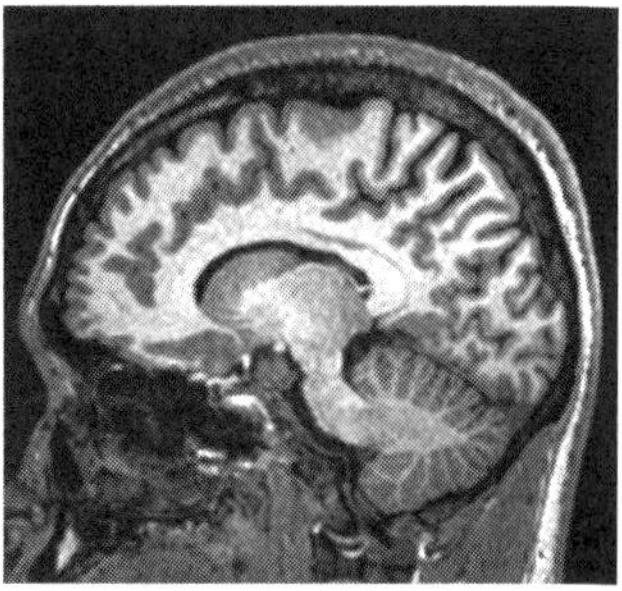

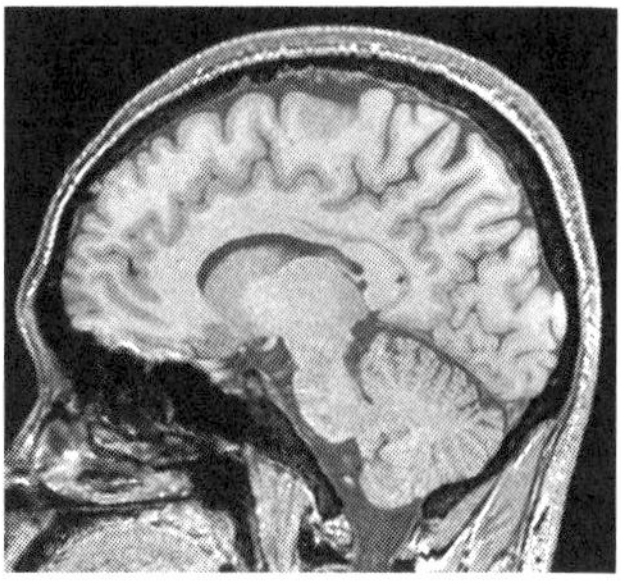

また困ったことに、同じ条件で繰り返して撮像した画像を用いても、1回目、2回目、3回目と計測される値のばらつきが少なくありません（体温を体温計で計測する度に値が異なってくることをイメージするとわかりやすいかもしれません）。これも研究によっては、平均して海馬で3%、視床で6%と報告されています[13]。

参考までに先程提示した3つの撮像条件で私の脳を10回ずつ、合計30回撮像して計測した左右の海馬容積を左ページ図で提示します。どのような撮像条件でも計測値のばらつきが見られ、特に撮像条件3では安定した値が得られていません。また、撮像条件1では私の海馬は右側が左側より500ccほど大きいのですが、撮像条件2や3では左右の容積の違いが少なくなっています。

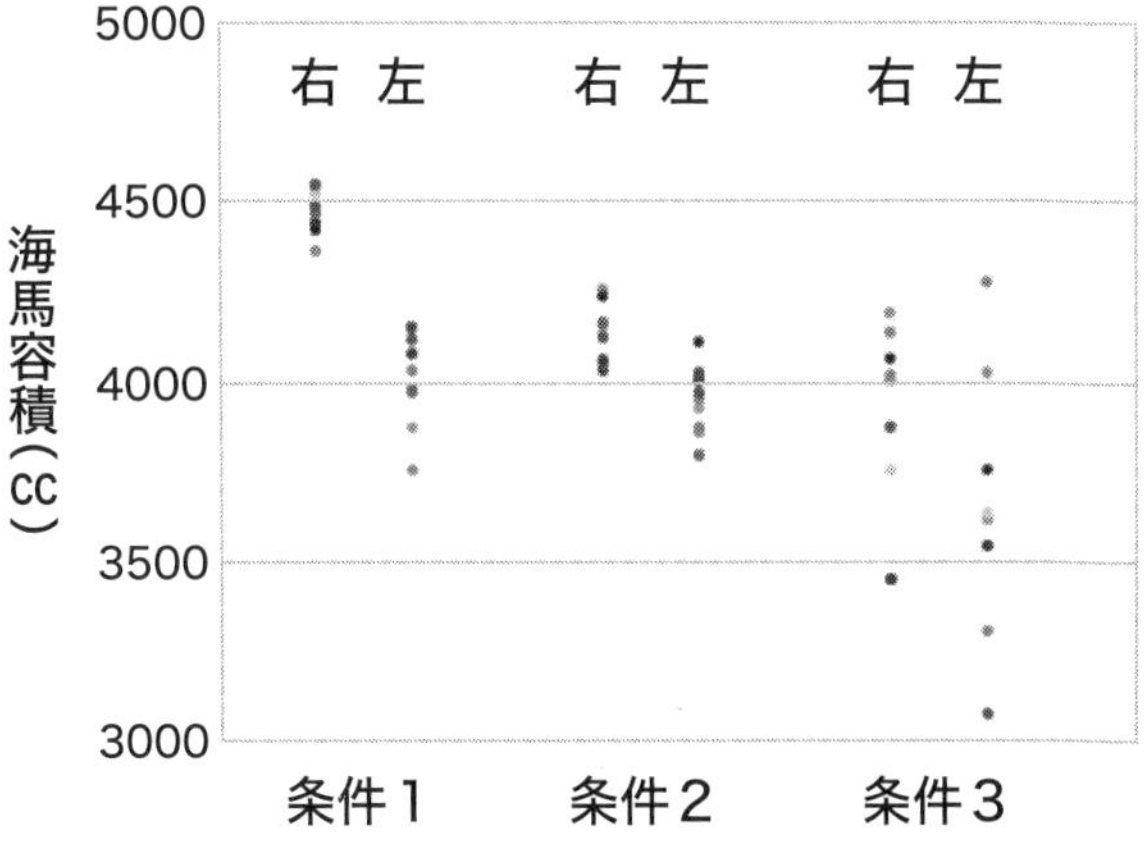

先程の3つの撮像条件で、それぞれ10回連続して筆者の脳MRI画像を撮像し、脳科学分野において一般的に用いられている解析プログラムで計測した右海馬と左海馬の容積をプロットしています。

脳容積情報を用いた診断の現在と未来

例えば、うつ病と健常者の海馬容積の違いは1～3％程度と考えられていますが、計測値が3％変動する手法では、うつ病と健常者を見分けるのは困難です。また、アルツハイマー型認知症は脳の萎縮が健常者よりも急速に進行するという特徴があり、海馬の大きさは1年間にアルツハイマー型認知症で3％、健常高齢者で1％程度萎縮が進むと考えられています。しかし、このような年間の脳萎縮進行の違いを正確に捉えるのは容易ではありません。計測精度を高めるシンプルな手法は繰り返し撮像して、平均値や中央値を使用することですが、脳容積を計測する画像を撮像するのに1回あたり4～5分かかるため、複数回撮像することは時間の延長やコスト面を考慮すると現実的ではありません。

このような問題点を踏まえた上でも、ＭＲＩを用いた脳容積の計測は、他の手法（脳の処理機能や記憶力を測定するテスト、脳波計測、脳血流計測など）よりも測定精度は高いと考えられており、信頼できる手法の一つです。しかし、MRIを用いた脳容積の計測ですら、実際に一人一人を正確に診断することを考えると、測定精度には現状では不安が残ります。

例えば、1年間の脳の変化を追った場合に、実際は脳萎縮が進行していないにもかかわらず、見かけ上は3％の萎縮が存在する、アルツハイマー型認知症相当の急速な脳萎縮があると誤判断されかねません。また、このような測定精度の問題は、先程紹介した認知症の未来予測モデルなど複雑に脳を計測する場合には、より大きな問題となります。

MRIの撮像手法は常々進歩しています。例えば、MRIは撮像時に動くと、画像がブレる体動アーチファクトという画質不良が生じます。この画質不良があると、脳容積が小さく誤って計測されますが、MRIの中で被験者の動きを感知し、補正する技術が導入されてきています。また、従来はMRIで解像度が高い画像でも、1×1×1㎜の立方体サイズごとの情報でしたが、AI技術を応用することで、０・５×０・５×０・５㎜の１㎜未満の立方体サイズでも綺麗な画像を撮像することが可能となってきました。画像の解析手法自体も進歩し、海馬容積の測定精度も徐々に向上してきています。

日本で普及し始めている脳ＭＲＩドックは、世界的にも珍しいシステムです。諸外国では病気になった人しか脳ＭＲＩ検査を基本的には行いませんが、日本の医療機関には膨大な健常者データが既に蓄積されています。このような世界に類を見ない貴重なデータを活用できれば、これまでに発表されている認知症の予測プログラムを超えるシステムを作成することが可能です。また、システム化して今後のデータ蓄積を行うことができれば、世界で最も先進的な認知症対策・予防医学を行えると考えています。

また、プログラムで「認知症になりそうな脳」と予測されたとしても、脳の形は変化させることが可能です。その際には、ぜひ本書で紹介した健康脳への取り組み方を参考にしてください。

1. Honda, T., et al., Development of a dementia prediction model for primary care: The Hisayama Study. Alzheimers Dement (Amst), 2021. 13(1): p. e12221.
2. Snowdon, D.A., Healthy aging and dementia: findings from the Nun Study. Ann Intern Med, 2003. 139(5 Pt 2): p. 450-4.
3. Iacono, D., et al., APO ω 2 and education in cognitively normal older subjects with high levels of AD pathology at autopsy: findings from the Nun Study. Oncotarget, 2015. 6(16): p. 14082-91.
4. Iacono, D., et al., The Nun study: clinically silent AD, neuronal hypertrophy, and linguistic skills in early life. Neurology, 2009. 73(9): p. 665-73.
5. Watanabe, K., et al., Grey-matter brain healthcare quotient and cognitive function: A large cohort study of an MRI brain screening system in Japan. Cortex, 2021. 145: p. 97-104.
6. Klöppel, S., et al., Accuracy of dementia diagnosis: a direct comparison between radiologists and a computerized method. Brain, 2008. 131(Pt 11): p. 2969-74.
7. Bron, E.E., et al., Standardized evaluation of algorithms for computer-aided diagnosis of dementia based on structural MRI: the CADDementia challenge. Neuroimage, 2015. 111: p. 562-79.
8. Ma, Z., et al., Identifying Mild Cognitive Impairment with Random Forest by Integrating Multiple MRI Morphological Metrics. J Alzheimers Dis, 2020. 73(3): p. 991-1002.
9. Casanova, R., et al., Using high-dimensional machine learning methods to estimate an anatomical risk factor for Alzheimer's disease across imaging databases. Neuroimage,

2018. 183: p. 401-411.

10. Tabatabaei-Jafari, H., et al., Regional brain atrophy predicts time to conversion to Alzheimer's disease, dependent on baseline volume. Neurobiol Aging, 2019. 83: p. 86-94.
11. Zandifar, A., et al., MRI and cognitive scores complement each other to accurately predict Alzheimer's dementia 2 to 7 years before clinical onset. Neuroimage Clin, 2020. 25: p. 102121.
12. Wonderlick, J.S., et al., Reliability of MRI-derived cortical and subcortical morphometric measures: effects of pulse sequence, voxel geometry, and parallel imaging. Neuroimage, 2009. 44(4): p. 1324-33.
13. Maclaren, J., et al., Reliability of brain volume measurements: a test-retest dataset. Sci Data, 2014. 1: p. 140037.

おわりに

本書では、脳に影響を与える様々な要素を紹介してきました。何か一つに一心に取り組むことは大事な一方で、日常における活動の多様性が高い、つまり1日において働いたり、家事・雑用をこなしたり、趣味を楽しんだりと様々な活動を行っているほど、海馬が大きいという報告があり、脳の健康には日頃から様々なことに取り組むことが大事になります。

本書では過去の様々な研究結果を紹介していますが、近年は研究結果の再現性が問題視されるようになってきており、ＭＲＩを用いた脳研究でも再現性が問題となっています。悩ましいのは、ＭＲＩ研究においてビッグデータと言われるような数千人単位のデータであっても、データベースにより解析結果が異なってくる場合があることです。

また、この再現性の問題はデータをどれだけ積み重ねてもそう簡単に解決できるものではないようです。例えばスマホなどデジタル機器とウェルビーイングの関係を約36万人のデータにて解析した研究の著者たちは、このデータセットに標準的な解析を行った場合、デジタル機器が良いとする論文が４０００編、悪いとする論文が1万編、影響なしとする論文が５０００編という結果が生み出されると主張しています。

つまり、元は同じビッグデータであったとしても、研究者や選択した解析手法によって結論が真逆になりかねないようです。さらに、何らかの取り組みを行った場合に生じる脳の変化は個人差が大きく、統計学的に全体として効果的な方法であったとしても、効果がある人とない人がいます。

これらのことから言えるのは、個人個人の脳の健康への取り組みの最適解は、過去の研究やデータに基づいて決めるのが難しいということです。

脳の健康への取り組みは自身に合っているかどうかを感覚的に捕らえて（時には終章で紹介したような脳ＭＲＩによる計測を取り入れても良いかもしれませ

ん)、どのような取り組みを続けていくかを判断する必要があります。
また、好奇心のわく取り組みや興味の持てる取り組みのほうが効果的と考えられます。脳の健康への取り組みを何から始めるか迷った場合には、選択する時の参考にしてみてください。

本書の内容を確認していただいた弘前大学放射線診断学講座の掛田伸吾教授、本書の執筆にあたり精力的に編集してくださったマイナビ出版編集者の田島孝二様をはじめ、刊行に関わってくださったすべての方々に厚く御礼を申し上げます。

●著者プロフィール
渡邉啓太（わたなべ・けいた）
1982年愛媛県生まれ。産業医科大学医学部卒業。放射線科医、医学博士。産業医科大学若松病院放射線部部長、産業医科大学助教、放射線科医局長、熊本大学および米国ノースカロライナ大学チャペルヒル校留学を経て、現在は京都大学特定准教授として脳MRI研究に取り組む。これまでに日本医学放射線学会総会のCyPos賞、日本磁気共鳴医学会大会の大会長賞を受賞し、責任著者を担当した論文は日本医学放射線学会雑誌の2020年度最優秀論文、2021年度優秀論文に選出されている。

マイナビ新書

健康脳
脳MRIから見えてきた認知症予防

2023年1月31日　初版第1刷発行

著　者　渡邉啓太
発行者　角竹輝紀
発行所　株式会社マイナビ出版
〒101-0003　東京都千代田区一ツ橋2-6-3　一ツ橋ビル 2F
TEL 0480-38-6872（注文専用ダイヤル）
TEL 03-3556-2731（販売部）
TEL 03-3556-2735（編集部）
E-Mail pc-books@mynavi.jp（質問用）
URL https://book.mynavi.jp/

装幀　小口翔平＋後藤司（tobufune）
DTP　富宗治
印刷・製本　中央精版印刷株式会社

 ISBN978-4-8399-8111-2
Printed in Japan